Dieta Vegana

Libro De Cocina De Dieta Vegana Para Peder Peso De Manera Saludable

(Saludables recetas para quemar grasa y adelgazar con alto valor proteico)

Manlio Quintanilla

Publicado Por Jason Thawne

© **Manlio Quintanilla**

Todos los derechos reservados

Dieta Vegana: Libro De Cocina De Dieta Vegana Para Peder Peso De Manera Saludable (Saludables recetas para quemar grasa y adelgazar con alto valor proteico)

ISBN 978-1-989749-55-5

Este documento está orientado a proporcionar información exacta y confiable con respecto al tema y asunto que trata. La publicación se vende con la idea de que el editor no esté obligado a prestar contabilidad, permitida oficialmente, u otros servicios cualificados. Si se necesita asesoramiento, legal o profesional, debería solicitar a una persona con experiencia en la profesión.

Desde una Declaración de Principios aceptada y aprobada tanto por un comité de la American Bar Association (el Colegio de Abogados de Estados Unidos) como por un comité de editores y asociaciones.

No se permite la reproducción, duplicado o transmisión de cualquier parte de este documento en cualquier medio electrónico o formato impreso. Se prohíbe de forma estricta la grabación de esta publicación así como tampoco se permite cualquier almacenamiento de este documento sin permiso escrito del editor. Todos los derechos reservados.

Se establece que la información que contiene este documento es veraz y coherente, ya que cualquier responsabilidad, en términos de falta de atención o de otro tipo, por el uso o abuso de cualquier política, proceso o dirección contenida en este documento será responsabilidad exclusiva y absoluta del lector receptor. Bajo ninguna circunstancia se hará responsable o culpable de forma legal al editor por cualquier reparación, daños o pérdida monetaria debido a la información aquí contenida, ya sea de forma directa o indirectamente.

Los respectivos autores son propietarios de todos los derechos de autor que no están en posesión del editor.

La información aquí contenida se ofrece únicamente con fines informativos y, como tal, es universal. La presentación de la información se realiza sin contrato ni ningún tipo de garantía.

Las marcas registradas utilizadas son sin ningún tipo de consentimiento y la publicación de la marca registrada es sin el permiso o respaldo del propietario de esta. Todas las marcas registradas y demás marcas incluidas en este libro son solo para fines de aclaración y son propiedad de los mismos propietarios, no están afiliadas a este documento.

TABLA DE CONTENIDO

PARTE 1 1

INTRODUCCIÓN 2

¿CUÁLES SON LOS BENEFICIOS DE VOLVERSE VEGANO? 4

ALIMENTOS ENRIQUECIDOS CON PROTEÍNAS 7

ALIMENTOS ENRIQUECIDOS CON HIERRO 11

ALIMENTOS ENRIQUECIDOS CON CALCIO 14

ALIMENTOS ENRIQUECIDOS CON MAGNESIO 15

ALIMENTOS ENRIQUECIDOS CON VITAMINA B12 17

COMER FUERA 18

INGREDIENTES ESCONDIDOS DE ORIGEN ANIMAL 22

LISTA DE LA COMPRA 26

ENSALADA DE AGUACATE 30

TOSTADA DE AGUACATE 31

PUDÍN DE SEMILLAS DE CHÍA 32

SALTEADO COLORIDO DE VEGETALES 33

LECHE DORADA DE CÚRCUMA 35

LECHE DE ALMENDRAS CASERA 36

HUMMUS EN LICUADORA 37

ENSALADA DE FRUTAS SENCILLA 39

PAPEL DE ARROZ CON TOCINO EN ABUNDANCIA 40

VERDURAS ASADAS 42

PANQUEQUES PERFECTOS 44
BATIDO DE FRESA 46
BATIDO SÚPER VERDE 47
CHILE DE TRES FRIJOLES 48
CHANA MASALA 49
CONCLUSIÓN 52
PARTE 2 54
INTRODUCCIÓN 55
POSTRES CALIENTES Y RECONFORTANTES 56
    Budín de pan y mantequilla marrón con caramelo .. 56
    Budín de arroz con nueces y caramelo 59
    Rollitos de manzana 61
    Pionono al horno con mermelada Roly Poly 64
    Dumplings de caramelo 66
    Tartas De Cereza Y Avellana 67
    Budín de ananá y crema de coco 69
POSTRES DE CHOCOLATE 71
    Tarta de chocolate yframbuesa 71
    Torta De Chocolate Con Salsa De Chocolate 74
    Volcán de chocolate 75
    Bizcochuelo de chocolate en taza 77
    Brownie de chocolate 79
    El mejor mousse de chocolate 80
    Pan de banana y chocolate 82
POSTRES PARA "ANTOJOS DE TORTA" 83
    Bizcochuelo de arándanos y limón 83
    Scones De Cereza y Crema 85
    Bizcochuelo con crema de frutilla 87

- Torta de limón y almendras 90
- Barras de manzana acaramelada 93
- Brownies de garbanzos y almendras 96

POSTRES FRÍOS Y HELADOS 97

- Copa de helado con frutas 97
- Arroz con leche de coco y chocolate 100
- Helado tropical 102
- Sándwich de galleta y helado 103
- Helado de leche de coco 106
- Helado de ron y pasas de uva 107
- Bizcochos con helado de almendras y Amaretto ... 109
- Panacota de jengibre y lima 112
- Crema batida tropical 115
- Crema batida de frutos del bosque 116
- Eton Mess 117

CONCLUSIÓN 120

Parte 1

Introducción

¿Tiene curiosidad por la dieta vegana? ¿De repente sesiente intrigado por cómo tanta gente se está alejando de la industria cárnica y láctea con tanta convicción? Y lo más importante, ¿por qué? En el interior de "Veganismo paraPrincipiantes", aprenderá acerca de los beneficios de volverse vegano, cuáles son los alimentos REALES que conforman una fuente de verdaderos nutrientes para el cuerpo, cómo salir a cenar sin frustrarse… ¡más 15 recetas con ilustraciones para ayudarlo a comenzar a tener una vida más saludable!

Muchas personas creen que el veganismo es sólo una tendencia, pero sorprendentemente, este estilo de vida ha existido por mucho más tiempo. Ya en el 500 a. C., el filósofo y matemático griego Pitágoras, alentó el altruismo entre todos los seres vivos y siguió una dieta vegetariana. Más tarde, en 1806, el Dr. William Lambe y PercyBysshe Shelley fueron algunos de los primeros individuos en oponerse públicamente al consumo de huevos y productos lácteos con fines éticos. Los veganos de la primera modernidad se establecieron en 1944 gracias a Donald Watson. En una reunión con otros cinco vegetarianos no lácteos, se decidieron por la palabra "vegano" que contiene las tres primeras y las dos últimas letras de "vegetariano".

Este libro fue escrito para ayudar a las personas como usted a comprender qué tipos de alimentos puede consumir con un sabor maravillosoque le suministren todos los minerales que su cuerpo necesita. En la sección de recetas, encontrará que una comida como el chile de tres frijoles contiene una enorme cantidad de proteínas y hierro. Además, una receta de tocino vegano, ¡es algo que debe probar! Tambiénse sorprenderá al saber de qué están hechos realmente los productos "Whey (suero)" y "Glucose (glucosa)" en la sección "Ingredientes escondidos de origen animal". Con la obesidad y otras enfermedades en aumento en la era actual, ser consciente de la salud es esencial para la longevidad.¿No es eso lo que todos queremos? Un cuerpo sano equivale a menos viajes al médico, menos píldoras para tomar y un estilo de vida activo. La ventaja es que demostrará compasión hacia los animales y apoyará la preservación de los recursos de nuestro entorno.

¿Cuáles son los beneficios de volverse vegano?

"¿Cuál es el punto?"
Por suerte, hoy vivimos en una época en la cual nosotros, como seres humanos, tenemos acceso a información sobre el proceso de elaborado de nuestra comida. Con documentales como *"Whatthehealth?"* y *"Cowspiracy"*, ahora podemos tener la opción de hacer un cambio de estilo de vida con un razonamiento válido. ¡Hay tantas maneras fantásticas de cómo la alimentación vegana puede mejorar nuestras vidas, como por ejemplo causar menos daño al medio ambiente, demostrar compasión por los animales y, lo que es más importante, mejorar nuestra salud a largo plazo! Veamos por qué.

Medio Ambiente

En el 2010, la ONU publicó un informe que indica que se espera que la población humana alcance los 9 mil millones para el año 2050. La producción mundial de carne, lácteos y huevos se duplicará a medida que el gusto de nuestra cultura siga creciendo. Con esta tendencia que continúa en alza, veremos aún más aumentos en la deforestación, la escasez de agua, el calentamiento global, la extensa contaminación, la suciedad y la posible extinción de especies. Un poco más del 60% de la deforestación mundial se debe a la transformación de la tierra para uso agrícola con el objetivo de criar animales, y más de la mitad de los cultivos del mundo se utilizan para alimentar a animales criados para la producción de alimentos.

Animales

La agricultura industrial muestra algunas de las ilustraciones más severas de la crueldad animal para la producción de alimentos. Las condiciones crueles incluyen el confinamiento en jaulas pequeñas sin espacio para el movimiento, el aislamiento del pastoreo al sol y la separación de su descendencia unos días después del nacimiento. Los humanos habitualmente valoran las vidas de algunos animales sobre otros, por ejemplo: perros y gatos. Olvidamos que los animales de granja, como los animales que cuidamos y con los que compartimos nuestros hogares, tienen personalidades y deseos distintivos. Cerdos, gallinas y vacas, además de otros animales de granja, sienten dolor, miedo e incomodidad, lo que eleva sus hormonas del estrés durante el proceso de sacrificio. Sin mencionar las hormonas utilizadas para el rápido crecimiento del animal que finalmente se transfieren al cuerpo de usted a través del consumo.

<u>Salud</u>

La dieta vegana contiene muchas frutas frescas, verduras, granos enteros, frijoles, legumbres, nueces y semillas, dando como resultado un mayor consumo de vitaminas, minerales y fibra. Además, los veganos son ricos en vitaminas B1, C y E, calcio,

antioxidantes, magnesio, hierro y proteínas, mientras que también son bajos en colesterol y grasas saturadas. Eche un vistazo a los tipos de enfermedades que se pueden prevenir a continuación:
- Osteoporosis
- Cáncer de próstata
- Artritis
- Diabetes tipo 2
- Cataratas
- Presión sanguínea
- Cáncer de mama
- Colesterol
- Cáncer de colon
- Enfermedad cardiovascular

Además de una nutrición saludable yla posibilidad de prevenir enfermedades, el volverse vegano ha demostrado muchos beneficios físicos, como la pérdida de peso, niveles de energía más altos, una piel de aspecto saludable y, lo que es más importante, ¡una vida más larga!

Alimentos enriquecidos con proteínas

"¿De dónde obtendré mi proteína?"
Una de las mayores preocupaciones que

tienen las personas con la transición al veganismo es "¿De dónde obtendré mi proteína?" Según los registros, las mujeres deben consumir alrededor de 46 gramos de proteína por día, mientras que los hombres necesitan unos 56 gramos de proteína diarios. La ingesta de proteínas se descompone en aminoácidos que promueven el crecimiento y la reparación celular. La proteína es importante para nuestra salud, nuestros entrenamientos y recuperación, e imprescindible para nuestra función cerebral.

El error común es que nuestra principal fuente de proteínas proviene de los animales. La proteína animal está envuelta en grasas saturadas poco saludables y en colesterol dietético. Los productos animales también están ausentes de fitonutrientes, antioxidantes y fibra, y son muy bajos en la mayoría de las vitaminas y minerales. Pero la buena noticia es que estamos empezando a buscar una alternativa sostenible real: ¡Plantas!

Tenemos esta imagen ideal de cómo debería ser un plato de cena. "Carne, verduras y un grano entero", lo más común. Si bien no hay nada particularmente malo en ingerir proteínas en una comida, tampoco es obligatorio para obtener lo que necesita. En realidad, puede integrar proteínas durante todo el día en una dieta basada en plantas, especialmente en bocadillos, frecuentemente olvidados, sin que realmente necesite una fuente gigantesca en cada comida. Recuerde, para empezar, el cuerpo sólo puede usar tanta proteína de una vez. Lo que el cuerpo no puede digerir durante una comida se desperdiciará. A menos que esté participando en actividades deportivas que queman más calorías que la persona promedio, entonces no necesita proteína adicional. Si podemos enfocarnos en proporcionarle a nuestro cuerpo una dosis saludable de proteínas en el desayuno para regular el azúcar en la sangre, ¡el espaciar el resto a lo largo del día funcionará mejor!

Ahora echemos un vistazo rápido a todos los alimentos enriquecidos con proteínas

que puede comenzar a rotar en sus comidas a lo largo del día:
- **Verduras de hojas verde oscuro** (espinacas, col rizada, acelgas, coles de Bruselas, coles, espárragos, brócoli, hojas de mostaza).

Cantidad de proteínas: 0.9 - 8.1 gramos por porción

- **Frijoles y legumbres** (guisantes verdes, guisantes partidos, edamame, lentejas, garbanzos, frijoles riñón, negros, fava, pinto, blancos y lima, por nombrar algunos).

Cantidad de proteínas: 8 - 41 gramos por porción

- **Semillas** (semillas de chía, cáñamo, sésamo, girasol, amapola, calabaza, lino, hinojo y loto).

Cantidad de proteínas: 1.2 - 29 gramos por porción

- **Nueces y mantequillas de nueces** (almendras, anacardos, pistachos, cacahuetes, nueces, pacanas, avellanas, macadamia, pino, ginkgo y nueces brasileñas).

Cantidad de proteínas: 0.7 - 25 gramos

por porción

- **Granos** (quínoa, amaranto, avena, teff, arroz silvestre, trigo sarraceno, mijo, arroz integral, arroz blanco, pasta seca de trigo integral, cuscús, harina de maíz, escanda, kamut).

Cantidad de proteínas: 5.7 - 28 gramos por una taza

- **Leche no láctea** (almendra, anacardo, arroz, avena, cáñamo, lino, leche de soja).

Cantidad de proteínas: 1 - 7 gramos por una taza

- **Alternativa de la carne** (tempeh, tofu, seitan, yaca, proteína vegetal texturizada).

Cantidad de proteínas: 10 - 36 gramos por ½ taza

- **Aguacates**

Cantidad de proteínas: 2,9 gramos por una taza, en rodajas

Alimentos enriquecidos con hierro

"¿De dónde obtendré mi hierro?"

Otra preocupación común para las personas al realizar la transición vegana es la deficiencia de hierro. La deficiencia de hierro, también conocida como anemia, es una disminución en la cantidad de glóbulos rojos causada por la falta de hierro. Sin una cantidad suficiente de hierro, su cuerpo no puede producir suficiente hemoglobina, una sustancia en los glóbulos rojos que hace posible que transporten oxígeno a los tejidos del cuerpo. El efecto secundario es que puede sentirse débil, cansado e irritable.

Bueno, para evitar todos esos problemas desagradables e incluso suministrar abundante cantidad de hierro a su cuerpo, echemos un vistazo a la lista de los alimentos enriquecidos con hierro adecuados para el consumo:

• **Legumbres** (lentejas, soja, tofu, tempeh, frijoles lima, frijoles negros, garbanzos, guisantes de ojo negro, frijoles riñón, blancos y pallares).
Cantidad de hierro: 1.8 - 6.6 mg por taza cocida

• **Verduras de hoja verde oscuro** (espinacas, col rizada, acelgas, coles y remolachas).
Cantidad de hierro: 2.5 - 6.4 mg por taza cocida

• **Otras verduras** (brócoli, col, coles de

Bruselas, salsa de tomate).
Cantidad de hierro: 1 - 1.8 mg por taza cocida / salsa de tomate: 3.9 mg por media taza

- **Granos** (quínoa, arroz integral, avena, amaranto y espelta).

Cantidad de hierro: 2.8 - 5.2 mg por taza cocida

- **Nueces** (pistacho, anacardos, pino, macadamia y almendras).

Cantidad de hierro: 1 - 1.6 mg por onza

- **Semillas** (calabaza, calabacín, girasol, sésamo, chía, lino, cáñamo, hinojo y amapola).

Cantidad de hierro: 1.2 - 4.2 mg por dos cucharadas

- **Espirulina**

Cantidad de hierro: 8 mg

- **Leche de coco**

Cantidad de hierro: 3.8 mg por media taza

- **Jugo de ciruela**

Cantidad de hierro: 3 mg por taza

- **Patatas** (regular y patatas dulces).

Cantidad de hierro: 2.1 - 3.2 mg por 10.5 onzas

- **Champiñones**

Cantidad de hierro: 2.7 mg por taza cocida
- **Chocolate negro** (cacao en polvo, semillas de cacao).

Cantidad de hierro: 10.1 mg por 3 onzas

Alimentos enriquecidos con calcio

"La leche hace un buen cuerpo."

¡Ah, no necesariamente! Aunque la leche contiene casi 300 mg por porción, los estudios han demostrado que los humanos apenas absorben el calcio de la leche de vaca. Aquí está la ironía: en realidad aumenta la pérdida de calcio de nuestros huesos. El argumento es que la leche acidifica el equilibrio natural del pH de nuestro cuerpo. Por lo tanto, en realidad no "hace un buen cuerpo".

En promedio, necesitamos entre 1,000 y 1,200 miligramos de calcio por día.

Aquí están los alimentos reales que proporcionan calcio:

- **Verduras** (brócoli, col rizada, coles verdes, coles de Bruselas, hojas de mostaza, perejil, alcachofa, hinojo crudo, BokChoy, nabos, patatas dulces y calabaza).

Cantidad de calcio: 56 - 266 mg por taza

cocida
- **Granos integrales** (amaranto, tortillas de maíz, avena y harina de trigo integral).

Cantidad de calcio: 41 - 275 mg por porción
- **Legumbres** (garbanzos, frijoles, lentejas, frijoles pintos, alubias, tofu, soja, frijoles grandes del norte, tempeh y leche de soja).

Cantidad de calcio: 38 - 368 mg por 1 taza
- **Frutas** (naranjas, jugo de naranja, pasas, higos secos, moras, albaricoques secos y dátiles)

Cantidad de calcio: 35 - 300 mg por 1 taza
- **Semillas y nueces** (almendras, mantequilla de almendras y semillas de sésamo tostadas)

Cantidad de calcio: 35 - 85 mg por 1 onza

Alimentos enriquecidos con magnesio

"¿Es necesaria la ingesta de magnesio?"

¡Sí! El magnesio es un mineral esencial en nuestras células y huesos. Este mineral activa las enzimas y regula los niveles de calcio, cobre, vitamina D, potasio y zinc de nuestro cuerpo. Muchas personas carecen de suficiente magnesio, lo que resulta en ansiedad, debilidad, trastornos del sueño y espasmos musculares, por nombrar algunos.

Muchos alimentos veganos contienen altos niveles de magnesio. Écheles un vistazo:

- **Verduras verdes** (espinacas, acelgas, judías verdes, col rizada, hojas de nabo, aguacate, corazones de alcachofas y hojas de remolacha).

Cantidad de magnesio: 40 -81 mg por ½ taza

- **Nueces y semillas** (semillas de calabaza, nueces brasileñas, semillas de sésamo, semillas de lino, semillas de girasol, anacardos, almendras, nueces, piñones y cacahuetes).

Cantidad de magnesio: 40 - 151 mg por 1 onza

- **Granos integrales** (trigo sarraceno, quínoa, avena, arroz integral, trigo búlgaro, arroz silvestre y pasta de trigo integral).

Cantidad de magnesio: 42 - 89 mg por 1 ½ taza

- **Legumbres** (soja, frijoles blancos, tofu, guisantes de ojo negro, garbanzos, lentejas, frijoles pinto, lima, blancos,

negros y grandes del norte).
Cantidad de magnesio: 44 - 74 mg por ½ taza

• **Frutas** (higos, ciruelas, albaricoques, plátanos y dátiles).
Cantidad de magnesio: 17 - 71 mg por 1 taza / 33 mg por fruta de tamaño mediano

• **Chocolate negro**
Cantidad de magnesio: 176 mg por 100 g

Alimentos enriquecidos con vitamina B12

"¿No puedo tomar un suplemento B12?"
Sí, puede, pero esa no es la única forma de consumo. La ingesta diaria promedio recomendada varía de 2.4 a 3 microgramos. Esta vitamina se requiere en cantidades más pequeñas que cualquier otra vitamina conocida hasta la fecha.

La vitamina B12 es importante para la función cerebral y la síntesis de los glóbulos rojos. A continuación se presentan algunos elementos que valen la pena considerar:

• **Leche de almendras** (fortificada con vitamina B12)
Cantidad de vitamina B12: 3 mcg por 1 taza

- **Leche de coco** (fortificada con vitamina B12)

Cantidad de vitamina B12: 3 mcg por 1 taza

- **Levadura nutricional**

Cantidad de vitamina B12: 2 mcg por 1 cda.

- **Luz del sol**

Comer fuera

"¿Que va a ordenar?"

Cenar fuera no tiene por qué ser difícil. Es posible disfrutar de una sabrosa comida vegana en casi cualquier lugar donde coma. Si está buscando una comida local que sea amigable para los veganos, pueds visitar yelp.com y hacer una búsqueda vegana dentro de su ubicación. Uno de los sitios web más populares orientados a los veganos, HappyCow.net, brinda información sobre restaurantes cercanos con opciones veganas. Si no hay restaurantes veganos cerca de usted, es inteligente conocer las posibles opciones veganas de diferentes restaurantes y cocinas. Vamos a sumergirnos.

Restaurantes de comida rápida

Muchas cadenas de comida rápida pueden ser decepcionantes cuando se trata de ofrecer productos veganos razonables; sin embargo, hay algunas excepciones. La mayoría de las cadenas de hamburguesas de gama alta ofrecen hamburguesas vegetarianas. Sin embargo, tenga en cuenta que las hamburguesas vegetarianas de comida rápida generalmente se cocinan en la misma parrilla que las hamburguesas de carne. Muchos lugares de burritos como Qdoba y Chipotle ofrecen una opción vegana confiable. Algunos alimentos a la orden pueden ser un burrito vegano o un tazón de burrito hecho con arroz, frijoles, lechuga, guacamole y salsa. Los lugares de la cadena de alimentos como KFC, Arby y Wendy actualmente no ofrecen opciones veganas. Si está deseando pizza, lugares como Papa John's ofrecen salsa marinara y masa vegana. Puedeeliminar el queso y agregar sus ingredientes vegetales favoritos.

Restaurantes informales

Las franquicias como Denny's, Applebee's y Perkins están etiquetadas como restaurantes "informales".

Desafortunadamente, el menú tiende a ser de carne y los aperitivos llevan queso.

Tenga en cuenta que es posible que el personal de servicio no sepa acerca de las posibles opciones veganas, que muchas de sus comidas se envasan congeladas y que los "chefs" simplemente calientan.

Comúnmente, puede visitar el menú de su sitio web para explorar los ingredientes detallados de cada opción. Olive Garden, por ejemplo, proporciona un PDF en línea de sus opciones veganas.

Restaurantes culturales

Cuando se trata de menú vegano, los restaurantes de cocina étnica superan con creces al resto. La más vegana es la cocina de Oriente Medio. Asegúrese de leer los ingredientes detallados (si se proporcionan) debido a que algunos platos contienen yogurt. La comida mexicana tiene opciones veganas, pero el caldo de pollo puede aparecer en el arroz, la manteca en los frijoles refritos e incluso la crema agria en el guacamole. La italiana es una gran opción ya que la mayoría de las pastas secas son veganas. El plato ideal son los espaguetis con salsa marinara. Aunque la comida india es la más vegetariana del mundo, muchos de sus currys y arroces contienen productos lácteos. Sin embargo, un gran plato vegano es el chana masala, que consiste en garbanzos al curry.

Restaurantes de carnes y mariscos

Desafortunadamente, los asadores son uno de los lugares más difíciles para los veganos para cenar. Siempre habrá una opción de ensalada a mano, pero recuerde omitir el queso, los huevos, los crutones y agregar el aderezo italiano. ¡Lo más probable es que sea una porción del tamaño de una cena con una ligera mediocridad! Por último, la cocina marinera es extremadamente difícil de acomodar. Hay esperanza: puede pedir pasta con aceite de oliva y verduras. Deberían tener esos ingredientes a mano.

Aquí hay algunas sugerencias para tener en cuenta al comer afuera:

• Se considera que los restaurantes más lujosos se adaptan a sus peticiones

especiales. ¡Sólo pregunte educadamente!
- Pida un menú vegano. Muchos restaurantes están comenzando a agregar comidas veganas a sus menús.
- Llame al restaurante con anticipación y hable con alguien sobre su dieta. Ellos podrán informarle sobre sus opciones y encontrar lo que se adapte a sus preferencias alimenticias.
- Es posible que haya ocasiones en las que necesite cambiar elementos no veganos por artículos como frijoles, verduras extra o arroz. A veces las comidas más deliciosas recurren a todos los acompañamientos.
- Busque símbolos en el menú que indican "comida vegana". Ejemplo: V, VG o incluso un icono de hoja.
- Si está haciendo la transición vegana, sea paciente con las experiencias de su restaurante, ya que mejorarán con la investigación, el tiempo y el compromiso adecuados. ¡Es un nuevo estilo de vida!

Ingredientes escondidos de origen animal

"¿La gelatina está hecha de qué?"

Sorprendentemente, los ingredientes de nuestras fuentes de alimentos pueden contener subproductos animales ocultos. ¡Sí, incluso la gelatina! A veces, los ingredientes no son tan fáciles de identificar como la carne, los huevos y la leche evidentes, pero estos ingredientes aún se extraen de animales y generalmente se evitan en una dieta vegana.

Aquí hay algunos ingredientes ocultos a base de animales que debe buscar cuando compra en el supermercado: (Algunos de estos le sorprenderán)

• **Albúmina** - Proteína integral de las claras de huevo. Se encuentra en alimentos procesados.

• **Anchoas** - Pescado pequeño de color plateado; encontrado en salsa Worcestershire y aderezo de ensalada César.

• **Materia grasa de animales**- Mantequilla, manteca de cerdo. Se encuentran en galletas envasadas, frijoles refritos, tortillas de harina.

•**Carmín** - Colorante alimenticio rojo hecho de escarabajos triturados. Se encuentra en jugos embotellados, pastas de colores, dulces, paletas heladas y otros alimentos procesados. ¡Qué asco!

- **Caseína** - Proteína de la leche; se encuentra en los productos lácteos y en algunos quesos de soja.
- **Gelatina** - Proteína hervida de los huesos, cartílagos, tendones y piel de los animales. Se encuentra en los malvaviscos, yogurt, cereales congelados, postres que contienen gelatina.
- **Glucosa** - También conocida como dextrosa. Tejidos y líquidos de animales. Se encuentra en productos de panadería, refrescos, dulces y glaseados.
- **Cola de Pescado** - Gelatina obtenida de peces como el esturión y otros peces de agua dulce. Se encuentra en bebidas alcohólicas y jaleas.
- **Ácido láctico** - Ácido formado en la leche agria. Se encuentra en el queso, yogurt, pepinillos, aceitunas, postresdulces congelados y conservas de frutas.
- **Lactosa** - Leche de vaca; encontrada en productos horneados y alimentos procesados.
- **Manteca de cerdo** - Grasa del abdomen

del cerdo; encontrada en productos horneados, galletas, cortezas de pastel y frijoles refritos.

- **Lecitina** -Sustancia distribuida en tejidos animales, plantas vasculares y yemas de huevo. Se encuentra en los cereales para el desayuno, dulces, chocolate, productos horneados, margarina y aerosoles de aceite vegetal.
- **Luteína** - Color amarillo oscuro de las caléndulas o las yemas de huevo; Se encuentra en colorantes alimentarios comerciales.
- **Pepsina** -Enzima del estómago de los cerdos; encontrada en el queso.
- **Ácido esteárico** - Sebo, también conocido como ácidos grasos saturados de otras grasas y aceites animales. Se encuentra en saborizantes de vainilla, productos horneados, bebidas y dulces.
- **Sebo**- Grasa blanca dura de ganado vacuno y ovino. Se encuentra en margarina, carne picada y pasteles.
- **Suero** - Derivado de la leche, ya que se transforma en queso. Se encuentra en galletas, panes, pasteles y alimentos

procesados.

Lista de la compra

"¿Dónde puedo comprar estos artículos veganos especiales?"

Un viaje a la tienda de comestibles puede ser abrumador para un vegano recién descubierto. Una buena noticia es que muchos de los artículos se pueden encontrar en un supermercado común; sin embargo, los artículos en negrita pueden necesitar de una tienda especializada. Esta lista de compras contiene los alimentos más populares en la dieta vegana, muchos de los cuales se enumeran en la sección de recetas.

Artículos de despensa
- Sal rosa del Himalaya
- Pimienta molida
- Especias - comino, pimentón, chile en polvo, pimienta de cayena, jengibre molido, orégano, romero, cebolla en polvo, etc.
- Semillas de chía
- Semillas de lino
- Semillas de cáñamo

- Otras Semillas - Girasol, Calabaza, etc.
- Humo liquido
- Cúrcuma
- Vinagre balsámico
- Vinagre de sidra de manzana
- Harinas - Trigo, Espelta, Almendra, etc.
- Garbanzos
- Lentejas
- Otros frijoles - Pinto, negro, blanco, etc.
- Quínoa
- Avena
- Arroz
- Cebada
- Caldo vegetal
- Aceite de oliva
- Aceite de coco
- Otros aceites - maní, sésamo, etc.
- Cacao en polvo
- Levadura nutricional
- Jarabe de arce
- Extracto de vainilla
- Pan de trigo integral

- Polvo para hornear
- Bicarbonato de sodio
- Agave orgánico
- Leche de coco enlatada
- Leches a base de plantas: almendra, cáñamo, soja, etc.
- Nueces - nueces, almendras, pacanas, pino, etc.
- Mantequilla de nuez: maní, girasol, almendra, anacardo
- Polvo de proteína a base de plantas
- Harina de maíz
- Tamari o salsa de soja
- Pasta seca - Trigo integral

Tenga en cuenta que muchos de los productos se pueden almacenar fuera del refrigerador.

Frutas y Verduras
- Aguacate
- Tomates
- Rúcula
- Cebollas - rojas, blancas, etc.
- Zanahorias
- Espárragos
- Espinaca bebé
- Pepinos

- Pimientos
- Limas
- Limones
- Otras frutas de elección
- Otras verduras de elección
- Fresas
- Kiwi
- Moras
- Manzanas
- Bananas
- Jengibre
- Ajo
- Papel de arroz

Junto con los electrodomésticos básicos de la cocina, esta lista a continuación proporciona los utensilios necesarios para su nuevo estilo de vida.

Utensilios de cocina
- Batería de cocina
- Tabla de picar
- Exprimidor
- Cuchillos Afilados
- Procesador de alimentos
- Aparatos para hacer batidos, leche a base de nueces, salsas, etc.
- Recipientes libres de BPA

- Pelador de vegetales / frutas
- Tazones para mezclar
- Bolsa de leche de nuez o estopilla

Ensalada de Aguacate

¡Esta es una manera simple y divertida de comer su ensalada!

Porciones: 1
Tiempo de preparación: 15 min.
Tiempo total: 15 min.

Ingredientes:
- 1 aguacate firme y maduro
- 1 cucharadita de aceite de oliva extravirgen (alternativa: aceite de oliva)
- Jugo de ½ limón
- ¼ cucharadita de sal rosa del Himalaya
- 1 fresa
- Puñado de hojas de rúcula (alternativa: mezcla de vegetales de hojas verdes)
- 1 rebanada de un tomate mediano

Instrucciones:
1. Rebane el aguacate por la mitad y retire la bolita. Dejea un lado.
2. En un tazón pequeño, mezcle el aceite de oliva extra virgen, el jugo de limón y la sal rosa.

3. Retire la carne de las mitades del aguacate, conservando las cáscaras, y córtela en cubos.
4. Rocíe el aderezo sobre las mitades del aguacate.
5. Agregue cubos de aguacate a uno de los hoyos. Añada la rúcula al segundo hoyo.
6. Corte el tomate ya cortado en cuatro trozos. Añada al hoyo con rúcula.
7. Agregue los cubos de aguacate restantes al segundo hoyo.
8. Corte la fresa en rodajas finas y añádala al primer hoyo sólo con los cubos de aguacate.

Tostada de Aguacate

En busca de una simple idea para el desayuno, ¡no busque más que esta sencilla receta!

Porciones: 1

Tiempo de preparación: 5 min.

Tiempo total: 5 min.

Ingredientes:
- 1-2 rebanadas de pan, tostadas
- ½ - ¾ aguacate maduro
- ¼ cucharadita de sal rosa del Himalaya y pimienta negra molida

Instrucciones:
1. Tueste pan en el horno o en la tostadora.
2. Cubra el pan con rebanadas de aguacate.
3. Espolvoree sal rosa y pimienta.

Pudín de Semillas de Chía

En esta receta, ¡usaremos leche de coco y fruta fresca para rematar!
Porciones: 2
Tiempo de preparación: 2 min (no incluye enfriamiento)
Tiempo total: 2 min
Ingredientes:
- 1/3 taza de semillas de chía
- 1 lata de leche de coco
- 2-5 cucharadas de jarabe de arce
- ½ cucharadita de extracto de vainilla
- 1 kiwi pelado y picado
- 1-3 fresas picadas

Instrucciones:
1. Coloque las semillas de chía, la leche de coco, el jarabe de arce y el extracto de vainilla en un tazón mediano y mezcle vigorosamente.
2. Vierta en un tarro de cristal (o un tazón

pequeño) y cubra. Almacene en la nevera durante al menos 3-5 horas. (Opcional: nevera durante la noche)

3. Sirva frío con kiwi picado y fresas.

Salteado Colorido de Vegetales

Los sofritos tradicionales pueden tener un sabor aburrido, pero no este plato. Cargado de ingredientes sabrosos, satisfará sus papilas gustativas mientras equilibra su ingesta diaria de verduras.

Porciones: 4
Tiempo de preparación: 10 min.
Tiempo de cocción: 10 min.
Tiempo total: 20 min.
Ingredientes:
- ¼ taza de salsa de soja
- 2 cucharadas de jarabe de arce
- 1 cucharada de jengibre fresco rallado
- 1 diente de ajo grande, picado
- Opción alternativa: ½ cucharadita de pimienta roja molida
- 1 cucharada de aceite de coco (alternativa: aceite de oliva)
- 1 cebolla roja pequeña cortada en gajos gruesos
- 3 zanahorias medianas cortadas en

rodajas muy finas
- ¼ cucharadita de sal marina rosa del Himalaya
- ½ libra de espárragos finos. Corte los extremos para quitar la parte más dura de los espárragos y luego troce en piezas de 2-3 pulgadas de largo

Instrucciones:

1. En un tazón, coloque la salsa de soja, el jarabe de arce, el jengibre, el ajo y las hojuelas de pimienta roja molida. Bata hasta que estén bien mezclados. Deje a un lado.
2. Caliente el aceite de coco a fuego medio. Añada la cebolla, las zanahorias y la sal marina del Himalaya. Aumente el fuego a medio-alto, revolviendo cada 30 segundos, hasta que las cebollas se ablanden, aproximadamente por 4 a 5 minutos.
3. Agregue los espárragos, revolviendo cada 30 segundos, hasta que las zanahorias comiencen a caramelizarse y sean fáciles de perforar con un tenedor, aproximadamente 3 minutos.
4. Vierta la salsa y revuelva

constantemente, aproximadamente por 30 a 60 segundos, dependiendo de la preferencia del grosor de la salsa.

5. Opción alternativa: Decore con anacardos para una pequeña proteína agregada.

Leche Dorada de Cúrcuma

Porciones: 1
Tiempo de preparación: 2 minutos
Tiempo de espera: 3 minutos
Tiempo total: 5 minutos
Ingredientes:
- 2 tazas de leche a base de plantas
- 1 cucharadita de cúrcuma
- 1 cucharadita de jarabe de arce
- 1 barra de canela (Alternativa: ½ cucharadita de canela molida)
- 1 pizca de jengibre molido
- 1 pizca de pimienta negra

Instrucciones:

1. Vierta 2 tazas de la leche de origen vegetal de su elección en una olla pequeña y caliente a baja temperatura.

2. Agregue el resto de los ingredientes y revuelva con frecuencia durante unos 3 minutos hasta que la leche esté tibia, no

hirviendo.
3. Retire del fuego y cuele la leche con un colador mientras retira la ramita de canela. Vierta el preparado en una taza de café.
4. Opcional: haga espuma en la parte superior de la leche durante unos segundos con un espumador de leche.
5. Añada más jarabe, al gusto.

Leche de Almendras Casera

Leche casera,¡felicidad en su máxima expresión!
Porciones: 1
Tiempo de preparación: 15 min (no incluye remojo)
Tiempo total: 15 min
Ingredientes:
- 1 taza de almendras crudas
- 3 tazas de agua
- 1-2 cucharadas de néctar de agave
- Opción alternativa: ½ cucharadita de extracto de vainilla
- Bolsa de leche de nuez o estopilla

Instrucciones:
1. Remoje una taza de almendras en una taza medidora con 1-2 tazas de agua durante la noche.

2. Escurra y enjuague las almendras.

3. Coloque las almendras empapadas en la licuadora, junto con 3 tazas de agua fresca y néctar de agave.

4. Pulse durante varios minutos hasta que la mezcla esté homogénea.

5. Vierta la leche en la bolsa de leche de nuez que se asegura en lo alto de la jarra o enun frasco de cristal. Exprima para quitar el exceso de lechede la bolsa. Guarde la pulpa de las almendras para hornear si lo desea.

6. Refrigere por 3-4 horas.

Hummus en Licuadora

Uno de los bocadillos más fáciles y saludables para la gente que viaja. ¡Solo traiga algo de verduras picadas y mímese!

Porciones: 8

Tiempo de preparación: 10 min.

Tiempo total: 10 min.

Ingredientes:

- 2 latas de 15 onzas de garbanzos orgánicos (Opción alternativa: garbanzos no orgánicos)
- 2-4 dientes de ajo pelados
- 2 cucharadas de semillas de sésamo

- 2-4 cucharadas de jugo de limón
- 1 cucharadita de comino
- ¼ cucharadita de pimentón
- ½ cucharadita de chile en polvo
- Opción alternativa: 1/8 cucharadita de pimienta de cayena
- Sal rosa del Himalaya al gusto
- 1 cucharada de semillas de girasol
- 2 cucharadas de aceite de oliva

Instrucciones:

1. Escurra una de las latas de garbanzos. Deje el líquido en la otra y vierta ambas latas en la licuadora.

2. Agregue todos los ingredientes, excepto la sal rosa, en la licuadora. Arranque la máquina en bajo. Detenga la máquina y sumerja los garbanzos hacia el fondo con una espátula. Arranque la licuadora y aumente gradualmente la velocidad a alta. (Si la mezcla es demasiado espesa, agregue una cucharada de agua a la vez hasta que esté satisfecho).

3. Detenga la licuadora y pruebe el hummus. Asegúrese de que esté suave y agregue la sal rosa como condimento adicional al gusto. Pulse por unos

segundos más para mezclar rápidamente.

4. Guarde el hummus en un recipiente sellado en el refrigerador durante aproximadamente una hora para obtener el mejor sabor. Rocíecon aceite de oliva y coloque encima algunas semillas de girasol.

Ensalada De Frutas Sencilla

Rápida y fácil ensalada de frutas para preparar. ¡Pruebe otras frutas de su elección!

Porciones: 1-2

Tiempo de preparación: 15 min (sin incluir la refrigeración)

Tiempo total: 45 min

Ingredientes:
- 1 taza de semillas de granada
- 1 plátano en rodajas
- 3 kiwis, pelados y cortados.
- 1-2 mandarinas peladas y en rodajas
- ½ limón

Instrucciones:

1. En un bol, mezcle las semillas de granada, el plátano, los kiwis y las mandarinas.

2. Rocíe la fruta con jugo de limón para

evitar la oxidación.

3. Mezcle y refrigere por 30 minutos.

Papel de Arroz con Tocino en Abundancia

Atención a los amantes del tocino: ¡De todos los tocinos sustitutos que hay por ahí, esta receta se acerca mucho al sabor original!

Porciones: 2-4
Tiempo de preparación: 30 min.
Tiempo de cocción: 8 min.
Tiempo total: 38 min.
Ingredientes:
- 8-10 piezas de papel de arroz
- 2 cucharadas de aceite de oliva (opción alternativa: aceite de coco)
- 2 cucharadas de hojuelas de levadura nutricional
- 3 cucharadas de tamari (opción alternativa: salsa de soja)
- ¼ humo líquido (opción alternativa: 1 cucharada de BBQ)
- ½ cucharada de jarabe de arce
- ¼ cucharadita de pimienta negra molida
- ¼ cucharadita de pimentón

Instrucciones:
1. Precaliente el horno a 400 grados F.

2. En un tazón mediano, revuelva todos los ingredientes, excepto el papel de arroz, hasta que se mezclen.

3. Encuentre un recipiente de forma ancha y llene parcialmente con agua. (Aproximadamente 2 tazas).

4. Cubra una bandeja para hornear con papel pergamino. (Alternativa: lávela pero pincele con un poco de aceite de coco para engrasarla y evitar que se pegue).

5. Agarre unas tijeras limpias, tome 2 hojas de papel de arroz (apiladas una encima de la otra) y corte en tiras gruesas.

6. Tome dos tiras del mismo tamaño y apílelas. Sosteniéndolas juntas, sumérjalas rápidamente en el agua. Se mantendrán juntas. Exprima suavemente cualquier exceso de agua del par combinado de tiras de papel de arroz.

7. Sumerja la tira en la marinada del tazón mediano del principio y cúbrala bien. Luego colóquela sobre la bandeja para hornear.

8. Repita los pasos 6 y 7 hasta terminar.

9. Opción alternativa: retuerza algunas piezas de papel de arroz para dar un aspecto más auténtico, pero como

advertencia, esas partes serán más suaves y fibrosas.

10. Hornee por 6-8 minutos, o hasta que esté crujiente. Gire la bandeja en la mitad de ese tiempo. Las tiras pueden quemarse fácilmente, así que vigílelas entre los 5 y 6 minutos.

11. Cualquier tocino sobrante de papel de arroz debe almacenarse en un recipiente hermético a temperatura ambiente.

Verduras Asadas

¡Este colorido plato se ve tan bien como sabe!

Porciones: 1-2
Tiempo de preparación: 15 minutos
Tiempo de espera: 40 minutos
Tiempo total: 55 minutos
Ingredientes:
- 1/8 de una berenjena, picada en cubitos
- ½ patata dulce pelada y cortada en cubitos
- ¼ de cebolla roja cortada en mitades
- 1 tallo de brócoli sin los flósculos de los tallos (córtelos)
- ¼ de calabacín cortado en mitades
- 4 setas Baby Bella cortadas en mitades

- 3 zanahorias de tres colores, peladas y cortadas diagonalmente en rebanadas de 1 ½ pulgada de grosor
- 3-4 cucharadas de aceite de oliva
- ¾ cucharadita de sal rosa del Himalaya
- 1 cucharadita de pimienta negra molida

Instrucciones:

1. Precaliente el horno a 425 grados Fahrenheit.
2. Mezcle las verduras con aceite de oliva, sal y pimienta en un tazón grande. (Si los vegetales se ven secos, agregue más aceite).
3. Coloque los vegetales cortados en una bandeja para hornear. Asegúrese de que se extienden de manera uniforme. Si están muy encimados, se vaporizarán en lugar de asarse.
4. Transfiera la bandeja para hornear al horno y cocine por 40 min. Revise y remueva los vegetales cada 15 min. Ase hasta que las verduras muestren áreas crujientes y ligeramente chamuscadas, y se puedan perforar fácilmente con un tenedor.

Panqueques Perfectos

Una de las recetas más queridas y sí, ¡no se necesitan lácteos!
Porciones: 5 panqueques de 5 pulgadas.
Tiempo de preparación: 5 minutos
Tiempo de espera: 15 minutos
Tiempo total: 20 minutos
Ingredientes:
- 1 taza de harina (opciones alternativas: almendra, para todo uso o trigo integral)
- 1 cucharadita de polvo de hornear
- 1 cucharadita de azúcar de caña o agave
- ¼ cucharadita de bicarbonato de sodio
- ¼ cucharadita de sal rosa del Himalaya
- 1 cucharada de semillas de lino molidas
- 2 ½ cucharada de agua
- 1 ¼ tazas de leche de almendras (opción alternativa: leche de coco o leche de cáñamo)
- 1 cucharadita de vinagre de manzana
- 1 cucharada de aceite de coco (alternativa: aceite de oliva)
- Puñado de moras
- ¼ taza de almendras machacadas

Instrucciones:
1. Cree un huevo de lino: En un tazón

pequeño, mezcle la semilla de lino molida y el agua. Ponga a un lado para espesar.

2. Triture las almendras: coloque las almendras en una bolsa pequeña con cierre hermético. Use un rodillo u otro objeto similar para aplastarlas.

3. En un tazón mediano, agregue la harina, el polvo de hornear, el azúcar, el bicarbonato de sodio, la sal rosa y mezcle bien.

4. En un tazón aparte, mezcle la leche de almendras y el vinagre de manzana para crear el suero de leche. Luego agregue la cucharada de aceite de coco y el huevo de semilla de lino. Mezcle los ingredientes húmedos.

5. Combine ambas mezclas comenzando con la mezcla seca primero, creando una forma de cráter. Luego, proceda a verter en el cráter la mezcla húmeda. Empiece a batir lentamente. Deje algunos bultos en el recipiente porque en este caso mezclar demasiado no es bueno.

6. Caliente la sartén a fuego medio-alto durante 3-5 minutos. Asegúrese de que la bandeja esté a la temperatura deseada

(media-alta) antes de hacer su primer panqueque.

7. Vierta 1/3 taza de medida para crear los deliciosos panqueques de 5 pulgadas. Cocine el primer lado durante 1-2 minutos o hasta que burbujas grandes empiecen a formarse. Luego voltee y cocine durante 60-90 segundos.

8. Repita hasta que termine con la mezcla.

9. Decore con moras y almendras trituradas.

Batido de Fresa

¡Delicioso desayuno en bebida para llevar!
Porciones: 1
Tiempo de preparación: 10 min.
Tiempo total: 10 min.
Ingredientes:
- ½ taza de avena arrollada
- 1 taza de leche a base de plantas
- 1 plátano cortado en 4 trozos
- 10-12 fresas
- Algunos cubitos de hielo
- 1 ½ cucharadita de néctar de agave
- ½ cucharadita de extracto de vainilla

Instrucciones:
1. Agregue avena enrollada a la licuadora y

mezcle por un minuto para crear una forma en polvo.
2. Combine el resto de los ingredientes en la licuadora. Mezcle hasta que quede homogéneo.

Batido Súper Verde

Esta receta de batido aumentará sus niveles de energía, pero funciona mejor cuando se consume dentro de los 30 minutos.

Porciones: 2-3
Tiempo de preparación: 8 min.
Tiempo total: 8 min.
Ingredientes:
- 2 tazas de espinacas bebé
- 1 manzana verde cortada en trozos grandes. Deseche el núcleo
- Sección de 3-4 pulgadas de pepino, cortada en trozos
- 1 taza de agua
- Opción alternativa: 1-2 cucharadas de semillas de chía
- 2 cucharaditas de néctar de agave puro
- Un par de cubitos de hielo

Instrucciones:
1. Combine todos los ingredientes en una

licuadora. Mezcle hasta que esté completamente homogéneo.
2. Divide entre 2 o 3 vasos y sirva de inmediato.

Chile De Tres Frijoles

¡Hablando de cargas de proteínas! Este plato sirve como favorito de los entusiastas para el almuerzo o la cena.
Porciones: 4-6
Tiempo de preparación: 20 minutos
Tiempo de cocción: 40 minutos
Tiempo total: 1 hora
Ingredientes:
• 2 cucharadas de aceite de oliva
• 2 cebollas blancas medianas picadas
• 1 pimiento verde cortado en cubitos
• 1 ½ cucharadita de sal rosa del Himalaya
• ½ cucharadita de pimienta negra molida
• 1 cucharadita de comino molido
• 2 cucharadas de chile en polvo
• 1 cucharadita de ajo en polvo
• 1 ½ tazas (de cada uno) de frijoles cocidos de riñón, negros y garbanzos
• 6 oz de pasta de tomate orgánica
• Lata de 28 oz de tomate triturado
• 8 oz de salsa de tomate orgánica

- 1 cucharada de jarabe de agave puro

Instrucciones:

1. En una olla grande, saltee las cebollas en aceite de oliva a temperatura media-alta hasta que estén tiernas.
2. Agregue todas las especias y cocine por 1-2 minutos adicionales.
3. Agregue la pasta de tomate y revuelva por un minuto.
4. Agregue los ingredientes restantes y revuelva hasta que estén bien mezclados. Cubra y baje el fuego a bajo, revolviendo ocasionalmente durante unos 30 minutos.
5. Sirva con su elección de arroz (es decir, la imagen de arriba) o una ensalada.
6. Opción alternativa: Decore con cilantro, rebanadas de aguacate y / o lechuga picada.

Chana Masala

¡Un toque de especias y muchas proteínas!

Porciones: 4-6

Tiempo de preparación: 20 minutos

Tiempo de espera: 30 minutos

Tiempo total: 50 minutos

Ingredientes:

- 2 cucharadas de aceite de oliva

- 1 cebolla grande picada
- 3 dientes de ajo finamente picados
- 4 cucharaditas de raíz de jengibre rallada
- 4 cucharaditas de comino molido
- 2 cucharaditas de garammasala
- ½ taza de agua
- 1 ½ cúrcuma molida
- 1 ½ chile en polvo
- 1 ½ cucharadita de sal del Himalaya rosa
- 2 cucharaditas de azúcar de caña
- 4 tazas de garbanzos cocidos
- 1 lata grande de tomates ciruela (794g)
- Arroz cocido a su elección
- Cilantro fresco

Instrucciones:

1. En una olla grande, caliente el aceite de oliva a baja temperatura. Agregue la cebolla picada y fría durante unos minutoshasta que esté tierna, revolviendo frecuentemente.

2. Añada el ajo y el jengibre a la olla. Siga revolviendo hasta que el ajo se suavice.

3. Agregue el resto de las especias molidas. Continúe revolviendo por sólo un minuto,sino las especias se quemarán fácilmente.

4. Agregue los tomates, los garbanzos, ½ taza de agua, el azúcar de caña y la mitad de la sal rosa del Himalaya. Revuelva para mezclar todos los ingredientes en la olla y deje que hierva a fuego lento durante 30 minutos, ya que la salsa espesará.

5. Después de cocer a fuego lento, agregue la sal rosa del Himalaya restante.

6. Sirva con arroz y guarnición de cilantro.

Conclusión

Felicitaciones por dar el primer paso hacia el régimen vegano. Ser vegano no significa inevitablemente privarse de comidas deliciosas y la dicha de la ingesta de alimentos. Como puede ver al leer este libro, está consumiendo mucho más que sólo lechuga y agua, que son los pensamientos estereotipados de los consumidores de carne y lácteos. Se necesita una fuerza de voluntad impecable para comprometerse con este nuevo estilo de alimentación, pero ahí es donde comienza la diversión. Si no se desafía a usted mismo, ¿cómo llegará a convertirte en la mejor versión de sí? Claro, sus compañeros no entenderán por qué está sustituyendo la leche de vaca por la leche de almendras; sin embargo, usted tiene el poder de compartir con ellos sus conocimientos recién encontrados. Puede explicar con confianza dónde pueden obtener su fuente adecuada de calcio.

Cuando vaya de compras, lleve la lista con usted para asegurarse de permanecer en el camino y tener todo lo que necesita para preparar fabulosas comidas en casa. Lea la sección de ingredientes para asegurarse de que está evitando los subproductos animales. Comer fuera de casa seguirá siendo una experiencia agradable con la ayuda de saber cómo y qué ordenar. Lo más importante es permanecer abierto a este cambio de estilo de vida. ¡Sólo sepa que está haciendo una diferencia en este mundo y que elige su salud primero!

Parte 2

Introducción

TheIndulgentVeganes un recetario de postres hecho para mostrar cuán creativo puede ser un vegano cuando se trata de dulces. Si tú mismo haces una dieta a base de plantas, o conoces a alguien que lo haga, ¿les resulta difícilencontrar buenas recetas de postres?Este libro fue escrito con fantásticos ingredientes veganos, para mostrarte lo fácil que es conseguir sabores sublimes al hacer postres. Te dejará preguntándote cómo los postres veganos pueden ser considerados sanos o difíciles.

Las dietas veganas llegaron para quedarse, se ha comprobado que son mejores para nuestra salud, para el medio ambiente y para nuestro futuro. Pero ¿esto significa que debes rechazar un postredespués de tu plato principal porque no hay algo estimulante o nada en absoluto? ¿No le gusta a todo el mundo comer algo diferente cada tanto?

Comer fuera, entretenerse y darse gustos son actividades que todos disfrutamos, independientemente de la dieta que hagamos. Con el aumento de los consumidores veganos, incluso si tú no lo eres, no pasará mucho tiempo para de que conozcasmuchos de ellos. Entretener a un vegano será mucho másfácil con estas recetas y ya no tendrás que ofrecer postres "veganos" y "no veganos" de nuevo.

Los permitidos suceden en todas las dietas, y las veganas no son una excepción. Con ayuda de excelentesdescripcionesde recetas y métodos sencillos para cada una, ¡sigue leyendo e inspíratepara usar el bol vegano!

Postres calientes y reconfortantes

Budín de pan y mantequilla marrón con caramelo

Un buen pan vegano puede ser difícil de encontrar, así que hagas lo que hagas, si tienes uno y no lo terminaste antes de que se endurezca, ¡disfruta de este postre! Prepara el carameloantes y hazlo doble si sientes que puedes necesitar un poco de caramelo para otra ocasión.

Porciones: 6
Tiempo de preparación: *25 minutos, más remojo y enfriamiento*
Tiempo de cocción: *45 minutos.*
Ingredientes
Para el caramelo de azúcar
- 1 taza de jarabe de arce
- 1 cucharada deesencia de vainilla

Para el budín
- 9-10 rebanadas gruesas de pan vegano (cuanto más viejo mejor)
- 3 tazas de leche de almendras
- 2 cucharadas de crema de soja
- 5 cucharadas de maicena
- ½ taza de mantequilla vegana
- 1 cucharada azúcar morena oscura
- ½ taza de azúcar morena clara
- 1 cucharada deesencia de vainilla
- 1 cucharadita de canela

Procedimiento

Para hacer el caramelo de azúcar, caliente el jarabe de arce en una cacerola hasta que el termómetro de azúcar alcance 110 ° C / 235 ° F. Revuelva de vez en cuando. Retire del fuego y sin revolver, deje que la temperatura baje a 80 ° C / 175 ° F. Luego comienza a batir vigorosamentedurante unos 5-10 minutos. La mezcla se volverá más clara. Añadir la esencia de vainilla. Verter en una fuente pequeña para horno y dejar enfriar. Cortar en pedacitos para usar para el budín. Puedes hacer esta parte del proceso hasta 2 semanas antes.

Para hacer el budín, engrase una fuente mediana para horno o una cacerola poco profunda. Corte por la mitad los trozos de pan. Ablande la mantecaun poco y mezcle conla azúcar morena oscura. Enmantecar con esta preparación los trozos de pan. Coloquecapasde pan en el plato, y agreguepedacitos del caramelo de azúcar entre las capas a medida que avanza. Reserve algunos para la parte superior.

En una cacerola, batir la leche, la crema, la vainilla y la canela hasta que hierva a fuego lento. Agregue ½ taza de agua a la maicena en un bol aparte y mezcle hasta que quede suave. Añadir a la leche hirviendo y revolver constantemente hasta que espese. Verter la preparación sobre el pan y el caramelo de azúcar. Dejar en remojo a temperatura ambiente durante

30-45 minutos, luego distribuya el caramelo restante sobre la última capa.

En un horno precalentado, hornee a 180 ° C / 350 ° F / número 4 durante 45 minutos hasta que esté cocido, burbujeando y caramelizado en la parte superior. ¡Sirva en platos de budín con un espolvoreado de coco o crema de soja para chuparse los dedos!

Budín de arroz con nueces y caramelo

En los meses más fríos, un gran budín de arroz es una bestia verdaderamente maravillosa después de un día húmedo y oscuro. La leche habitual ha sido reemplazada por leche de almendras para este postre vegano, pero puedes usar una variedad diferente de leche si lo deseas. Para hacer esto un poco más placentero, se han agregado algunos extras. Busque algunos potes o platos elegantes, y tiene un postre cremoso yreconfortante para un rey o una reina.

Porciones: 6

Tiempo de preparación: *15 minutos*

Tiempo de cocción: *50-60 minutos.*

Ingredientes

• 4 tazas de leche de almendras (sin azúcar)

• 1 taza de arroz Arborio u otro arroz blanco de grano corto.

• 1 cucharadita de esencia de vainilla

• ½ taza de azúcar morena clara

• 3 cucharadas de soja "Single Cream" o 1 cucharada de crema vegana para café

• 1 taza de dátiles picados

•1 cucharada de jarabe de arce

• ½ taza de agua

• 1 taza de nueces pecanas

Procedimiento

Vierta la leche en una cacerola y agregue la esencia de vainilla. Agregue el arroz y el azúcar, mezclar y dejar hervir. Cocinar a fuego lento, sin tapar por 30 a 40 minutos, revolviendo frecuentemente para evitar que se pegue o se queme.

Mientras tanto, en una sartén, tostar las pecanas y reservar.

Coloque los dátiles, el agua y el jarabe de arce en una cacerola pequeña y caliente a fuego lento. Cocine por 15-20 minutos hasta que los dátiles y el agua estén espesos y pegajosos. Retirar del fuego. Con una batidora de mano mezcle la preparación hasta que quede suave y homogénea.

Agregue el azúcar y la crema al arroz y continúe revolviendo con frecuencia durante otros 15-20 minutos hasta que la leche seabsorba y el budín de arroz esté espeso y cremoso.

Divide el budín en 8 bonitos cuencos. Cubra cada unocon un pocode la salsa de dátiles y caramelo de manera circularsobre el budín de arroz. Distribuirencima las pecanas tostadas y disfrutar mientras esté tibio.

Rollitos de manzana

Este es un delicioso postre de limón y

manzana que se sirve con una crema de almendras casera. Puedes usar manzanas comunes en esta receta, pero quizás necesites ajustar la cantidad de azúcar un poco. Es un postre de manzana con delicados sabores ideal para todo tipo de dietas.

Porciones: *6*
Tiempo de preparación: *20 minutos*
Tiempo de cocción: *30 minutos*
Ingredientes
- 2 tazas de harina leudante
- 1 cucharadita de polvo de hornear
- ¼ taza de manteca vegana
- 2/3 taza de leche de almendras
- 3 manzanas medianas para cocinar
- 1 cucharadaazúcar morena clara
- ½ cucharadita de especias mixtas[1]
- 1 cucharadita de canela
- ½ cucharadita de nuez moscada

Para el jarabe de limón
- 2 limones
- 2 cucharadas de jarabe de arce

---

[1] N. del T. Las especias mixtas son una mezcla de especias dulces británica. Típicamente contiene canela, nuez moscada y pimienta de Jamaica, aunque también se le puede añadir macis, clavos de olor y jengibre, entre otras cosas.

- 1 cucharada de manteca vegana
- ½ taza de azúcar glas o impalpable
- ¾ taza de agua

Procedimiento

Retire la cáscara del limón y exprima el jugo en una cacerola. Agregue el jarabe de arce, la manteca, el azúcar y el agua a la sartén y caliente suavemente con la cáscara de limón. Revuelva de vez en cuando hasta que el azúcar se disuelva. Reservar.

En un tazón, mezclar la manteca vegana con la harina y el polvo de hornear hasta que parezca pan rallado. Agregar la leche (o la cantidad necesaria para hacer una masa firme). Enrolle la masa hacia adentro para obtener una forma cuadrada de 8" y ¼" de espesor(20 centímetros y 0.60, respectivamente). Use un poco de harina extra si es necesario.

Pelar y descarozar las manzanas, luego cortar en rodajas finas. En un bol, mezclar la manzana con las especias y el azúcar. Distribúyelas sobre la masa y luego enróllalas. Corte el rollo con un cuchillo afilado en rebanadas de 1" (2,50 cm) y luego colóquelo en una cacerolaenmantecada. Retire la cáscara de limón del jarabe y viértalo encima de los rollitos.

Hornee en un horno precalentado a 375 °F/190 °C durante 30 minutos hasta que estén dorados y cocidos.

Servir con un helado de vainilla a base de soja o crema de almendras.

Pionono al horno con mermelada Roly Poly

Bien, este postre puede no serpara todos los días, sinopara una ocasión especial. Con la adición del sebo vegetal, este postre es sin duda un "budín" y puede darte la sensación de que has sido realmente mimado.

Porciones: *6*
Tiempo de preparación: *10 minutos*
Tiempo de cocción: *30-35 minutos*
Ingredientes
- 2 tazas de harina leudante
- Pizca de sal
- 1 taza de sebo vegetal
- 8 cucharadas de agua

- 5 cucharadas de mermelada - elige una de buena calidad de tu sabor favorito
- Leche de almendras para el glaseado
- Azúcar glas o impalpable para el glaseado
- 2 cucharadas de almendras fileteadas

Procedimiento

Mezcle la harina, la sal y el sebo juntos, luego agregue el agua. Usa todo lonecesario para crear una masa suave. Extienda sobre una superficie enharinada hasta un rectángulo de aproximadamente 8"x12" (20 x 30 cm) de tamaño.

Caliente la mermelada para crear una consistencia más blanda. Extiéndelo sobre la masa, dejando un borde de ½ " (1 cm) alrededor del exterior. Humedezca el borde con la leche de almendras. Enrolle sin apretar y cierre los bordes presionándolos con fuerza. Pinte con la leche y espolvoree el azúcar glas y las almendras cortadas.

Hornee el rollo en un molde de hornear enmantecado en un horno precalentado a 200 ° C / 400 ° F / número 6, durante 30-35 minutos hasta que esté dorado y se haya incrementado su tamaño. Servir con crema de coco o almendra.

Dumplings de caramelo

Si alguna vez has tenido un día en el que tienes frío, estás mojado, con malestar o simplemente te has quedado un poco ansioso, un dumpling de caramelo, horneado en leche dulce, servido con el mejor helado deslactosado que puedas encontrar, puede que sólo te dé una sonrisa antes de acostarte. Mejor aún, ¡llévate esto a la cama con un buen libro y olvida el día que pasó!

Ingredientes
- 2 tazas de harina leudante
- Una pizca de sal
- ¼ taza de manteca vegana
- Alrededor de 3 cucharadas de agua fría
- 4 cucharadas de jarabe dorado, tibio
- aproximadamente 300 ml de leche de coco, almendra o avena
- 2 cucharadas jarabe de arce
- 1 cucharada azúcar de coco

Procedimiento
Mezclar la sal, la harina y la manteca

veganahasta que parezca pan rallado. Añadir el agua fría (o lo suficiente para hacer una masa) y extienda la masa en un rectángulo largo. Humedecer con el jarabe dorado y enrolle como un pionono. Colocar en una cacerola con manteca.

Mezcle el jarabe de arce con la leche y vierta sobre la masa, lo suficiente como para llegar a cubrir los lados. Espolvorear con el azúcar de coco.

Hornee en un horno precalentado a 200 ° C / 400 ° F / número 6 durante 30-35 minutos hasta que se hinche y se ponga dorado. Servir con un helado deslactosado de buena calidad.

Tartas De Cereza Y Avellana

Hay una ocasión para usar una lata de relleno de pastel de cereza, y es esta. Un corazón dulce y frutal, cubierto por hojaldre y avellanas tostadas es una verdadera delicia. Usted casi podría ser perdonado si agrega una porción generosa de crema de cocotambién en esta receta.

Porciones:*6*
Tiempo de preparación: *10 minutos*

Tiempo de cocción: *35-40 minutos*
Ingredientes
- 2 láminas de hojaldre vegano
- 1 lata de relleno de pastel de cereza
- 1 taza de avellanas picadas
- 2 cucharadas del azúcar que te guste
- 2 cucharadas de soja, almendra o leche de arroz.

Procedimiento
Tostar las avellanas en una sartén pequeña y reservar.

Extienda las láminas de hojaldre y busque un plato que le permita cortar 6 discos pequeños de cada lámina.

Extienda los círculos de hojaldre y, usando el relleno de cerezas, llene la mitad de cada círculo. Con la leche, pincelar alrededor del círculo entero y luego doblar la masa por la mitad, creando un semicírculo. Sellar los bordes con un tenedor, para crear un lindo diseño. Pintar con la leche la parte superior de cada tartita. Espolvorear con el azúcar y las avellanas tostadas, presionando un poco para que se adhieran al glaseado.

Colocarlasen una bandeja para

hornoengrasada o con papel manteca y hornear en horno precalentado a 180 ° C / 350 ° F / n° 4 durante 30-35 minutos hasta que leude y esté dorado.

Sirva 2 tartas por persona con un poco de helado veganoy avellanas tostadas adicionales si lo desea.

Budín de ananá y crema de coco

¡Un budín de caramelo y ananá con una suave crema caliente encima podría ser tu salvación cuandonecesitas un delicioso postre! ¡Es cálido y saciante, y se combinaría bien con un plato principal más liviano! Agregue algo de coco rallado tostado si lo desea, para un toque crujiente.

Porciones: *6*
Tiempo de preparación: *10 minutos*
Tiempo de cocción: *30 minutos*
Ingredientes
• 4 cucharadas. mantequilla vegana
• 4 cucharadas. azúcar moreno oscuro
• 1 lata grande (16 onzas – 450 gramos) de rodajas de ananá en jugo (no jarabe)
• 10 cerezas confitadas o abrillantadas

- 300g de harina leudante
- 1 taza de azúcar glas o impalpable
- 1 ½ cucharadita de polvo de hornear
- ½ taza de jugo de ananá de la lata
- ½ taza de aceite de oliva o de colza
- ¾ taza de leche de arroz, soja o almendras
- 1 cucharada extracto de vainilla

Crema De Coco
- 13.5 oz (400 ml) de leche entera de coco
- 1/3 taza de azúcar glas o impalpable
- 1/3 taza de maicena
- 1 cucharada. extracto de vainilla

Instrucciones

Mezcle la mantequilla vegana con el azúcar marrón oscuro y extiéndala en el fondo de un molde, o una fuente profunda (previamente engrasada). Coloque las rodajas de ananá en el fondo del mismo y rellene los agujeros con las cerezas confitadas. Corte las cerezas por la mitad si es necesario distribuir uniformemente.

Batir la harina, el azúcar glas, el polvo para hornear, el jugo de ananá, la leche y el aceite hasta obtener una masa suave. Extenderla sobre el ananá y las cerezas y calentar en horno precalentado a 180 ° C / 350 ° F / n° 4 durante 30-35 minutos. Cuando leude y tenga un poco de color, retire del horno y deje enfriar un poco.

En una pequeña sartén, caliente la leche de coco y el extracto de vainilla. Reserve 3 cucharadas de leche para mezclar con la maicena y hacer una masadensa. Cuando la leche hierva, agregue el azúcar y revuelva hasta que se disuelva. Agregue la masa y bata rápidamente durante 4-5 minutos hasta que la crema empiece a espesar.

Para servir, desmolde el budín e inviértalo, para que el ananá y las cerezas queden arriba. Distribuya la crema sobre los postres y servirde inmediato.

Postres de chocolate

Tarta de chocolate yframbuesa

Las frambuesas y el chocolate negro amargo son una combinación maravillosa. Esta tarta se puede mejorar para ser un excelente postre para una fiesta con algunas frutas frescas adicionales, decoración de azúcar y una elegante vajilla. Puedes usar una fuente de tarta rectangular o redonda para crear diferentes formas para servir. La salsa de frambuesa corta muy bien la dulzura de este postre y crea un excelente plato balanceado.

Porciones: *6*
Tiempo de preparación: *15 minutos*
Tiempodecocción: *15 minutos más enfriamiento*
Ingredientes
- 5 oz/140 g de galletas digestivas veganas
- 3 oz/85 g de mantequilla vegana
- 2.5oz/70 g de azúcar moreno claro
- ½ taza de crema de coco de lata
- 5 oz/140 g de chocolate negro
- 1 cucharada de jarabe de arce
- 1 taza de frambuesas

Salsa
- 1 taza de frambuesas
- 1 cucharada. azúcar glas

Instrucciones
Triturar las galletas digestivas en un procesador de alimentos o en una bolsa de plástico. En una cacerola, derrita la mantequilla y el azúcar moreno hasta que

el azúcar se disuelva. Agregue las galletas trituradas hasta crear una mezcla homogénea.

Presionar la mezcla sobre una tartera desmontable (aproximadamente 8 pulgadas/20 cm), previamente engrasada. Refrigerar hasta que se endurezca.

Para hacer el relleno, caliente la crema de coco en una cacerola. Agregue el jarabe de arce y el chocolate, y caliente a fuego lento hasta que se derrita y se mezcle bien. Dejar enfriar hasta alcanzar la temperatura ambiente.

Retire la base de la tarta de la heladera. Distribuya las frambuesas sobre la base y luego vierta la mezcla de chocolate. Enfriar hasta que se endurezca.

Para hacer la salsa, coloque las frambuesas y el azúcar glas en una procesadora o licuadora y mezcle hasta que se haga puré. Pase esta salsa por un |colador fino y guárdela en la nevera hasta que esté lista para servir.

Para servir, cortar en porciones. Sirva con frambuesas frescas, hojas de menta y una pizca de azúcar glas o cacao en polvo.

Torta De Chocolate Con Salsa De Chocolate

Un bizcochuelo suave, pero húmedo y ligero es un verdadero placer y esta receta es infalible. Hecho con aquafaba (agua de garbanzos) y aceite de coco, será difícil saber que esta receta está hecha sin el agente aglutinante de un huevo.

Servido frío o caliente, es un postre encantador para cualquier ocasión.

Porciones: *8*
Tiempo de preparación: *15 minutos*
Tiempo de cocción: *30 minutos*
Ingredientes
• 8 oz/236 ml de agua de lata de garbanzos
• ¾ taza de azúcar glas
• 1 cucharadita de polvo de hornear
• 1 cucharada. polvo de cacao
• 1 taza de harina leudante
• 1 cucharada de aceite de coco
• ½ taza de leche de almendras

Salsa
• 4 oz/113 gr de chocolate negro
• ¼ taza de leche de coco o almendra
• 1 cucharada. mantequilla de almendras,

suave

Instrucciones

Batir el agua de garbanzo (aquafaba) con el azúcar glas hasta que esté blanca y esponjosa. Incorpore la harina, el polvo de hornear y el cacao en polvo. Mezcle suavemente el aceite de coco y la leche con la masa y vierta en una tartera desmontable engrasada de 7 pulgadas/18 centímetros.

Llevaral horno precalentado a 350 ° F /180 °C durante 30 minutos, hasta que leude y se cocine. Dejar enfriar en el recipiente y trasladarlo a una rejilla.

Hacer la salsa colocando los tres ingredientes en una cacerola pequeña y derretir con fuego suave. Dejar enfriar y espesar, y luego verter sobre la torta fría en la rejilla. Colocar con cuidado en un plato de servir y disfrutar.

Volcán de chocolate

Este es un postre tradicional que se ve bastante extraño al entrar en el horno. Puede parecer algoraro verterle agua caliente encima antes de la cocción, pero cuando se hornea, se transforma en un postre derretido, viscoso, chocolatoso, tibio y glorioso. Shh... ¡No necesito mencionar queno tiene lácteos!

Para: *6 personas hambrientas*.
Tiempo de preparación: *10 minutos*
Tiempo de cocción: *45 minutos*.

Ingredientes
- 1 taza de harina
- 2 cucharaditas de polvo de hornear
- 3 cucharadas de jarabe de arce
- 1 ¼ tazas de azúcar
- ½ taza de cacao en polvo
- 1 cucharadita de extracto de vainilla
- 1/3 taza de mantequilla vegana
- ½ taza de leche de almendras
- 2 cucharaditas de café instantáneo
- 1 cucharadita de cacao en polvo, extra
- 1 ¼ tazas de agua hirviendo

Instrucciones
Mezclar la harina, el polvo para hornear, el cacao en polvo y el azúcar. Derrita la mantequilla vegana y mezcle la harina con el jarabe de arce, la leche y el extracto de vainilla. Coloque la masa en una fuente engrasada.

Mezclar el agua hirviendo con el cacao en polvo y el café hasta que esté suave. Verter sobre el budín.

Hornee en un horno precalentado a 350 °F/180 °C durante 40-45 minutos hasta que incremente su tamaño y tenga una corteza en la parte superior. Debería haber una crema de chocolate viscosa debajo de la misma, lista para ser devorada. Servir con helado de vainilla vegano.

Bizcochuelo de chocolate en taza

¡Esto es pura indulgencia para cuando no quieres compartir un postre y quieres todo para ti! Rinde más que una porción, así que siéntete libre de dejar el resto en el refrigerador y comerlo frío al día siguiente.

Porciones: *2-3*
Tiempo de preparación: *5 minutos*
Tiempo de cocción: *6 minutos (microondas, o más en la hornalla)*
Ingredientes
- 1/3 taza de sémola
- 1 cucharada de cacao en polvo
- 2/3 tazas de leche de coco y almendras
- 1 cucharadita de esencia de vainilla

- 1 oz/28 g de azúcar
- Crema de soja – opcional

Instrucciones

Mezclar el cacao con la sémola. Vierta una pequeña cantidad de leche sobre la sémola y mezcle para formar una masa. Agregue de a poco el resto de la leche. Agregue el extracto de vainilla y coloque en un recipiente apto para microondas. Calentar por 4 minutos y luego remover bien. Calentar por otros 2 minutos y agregue el azúcar. Dejar reposar otros 2 minutos. Agregue un poco más de leche o crema de soja si lo desea, para lograr la consistencia que desee. También puede hacer esto en una cacerola durante 15-20 minutos hasta que esté cocido y espeso.

Verter en tazas de café y disfrutar frente al fuego. También puedehacer una taza para comer de inmediato y guardar dos porciones más en compoteras en la heladera, que quedarán con una textura similar a una crema y estarán deliciosos fríos.

Brownie de chocolate

Tener bajo la manga una buena e infalible receta de brownie de chocolate es una cosa muy especial. Esta receta en particular es pegajosa y suave, (sin lácteos, o por supuesto) y tal como debería ser un brownie.

Un brownie es una bestia tan versátil, que podrías:

- comerlo directamente del horno,
- Hacerlo más sofisticadocortándolo en círculos elegantes, sirviendo con una salsa y una crema vegana para el postre de una cena de fiesta,
- Picarlo y servirlo con helados veganos,
- hornearlopara regalar,
- Picarlo para hacer un helado de brownie,

¡Y la lista sigue!

Porciones: *9*
Tiempo de preparación: *5 minutos*
Tiempo de cocción: *35 minutos.*

Ingredientes
- ½ taza de harina
- ½ taza de cacao en polvo
- ½ chips de chocolate veganos
- 1 cucharadita de polvo de hornear

- 1 cucharada. extracto de vainilla
- ½ taza de jarabe de arce
- ½ taza de puré de manzana sin azúcar
- ½ taza de azúcar moreno claro
- 2 cucharadas. semillas de lino + 6 cdas. agua tibia
- 1 ½ taza de mantequilla de almendras blanda

Instrucciones

Mezclar las semillas de lino con el agua y reservar hasta que espese.

Mezclar el resto de los ingredientes y agregar las semillas de lino.

Vierta la masa en un molde para horno engrasado (9 "x9"/22x22 cm) y colóquelo en un horno precalentado a 180 ° C / 350 ° F / número 4 durante aproximadamente 30 minutos hasta que la parte superior esté crujiente y los bordes se estén encogiendo. Dejar enfriar en el molde y dividir en 9 porciones.

El mejor mousse de chocolate

¿Ligero, aireado, esponjoso y sin huevo? ¿Esto es magia? Este postre es pura elegancia y si se sirve en copas bastante grandes, puede ser un gran postre para una cena. Sirva con frutas frescas y una gota de crema de coco batida y si se siente un pocoaudaz, agregue un poco de su bebida favoritaantes de enfriarla.

Si sirve a niños, useunos recipientes coloridos, una selección de dulces y tendrá un postre de fiesta de cumpleaños que todos amarán.

Para4personas

Tiempo de preparación: *15 minutos, más enfriamiento*

Ingredientes
- 8oz/236 ml de agua de lata de garbanzos (¡guarde los garbanzos para la receta de brownie!)
- 3.5 oz/100 gr de chocolate vegano oscuro
- 2 cucharadas de azúcar glas

Instrucciones

Ponga el agua de garbanzos en un recipiente limpio y batir hasta que forme espuma como una clara de huevo. Continúa hasta que se vuelva muy blanco.En una cacerola, derrita el chocolate a baño maría. Agregue una pequeña cantidad al agua de garbanzo batida y revuelva suavemente. Integre el resto gradualmente y añada también el azúcar glas, con cuidado de no dejar salir demasiado el aire.Divida en 4 copas y deje enfriar durante 2-3 horas por lo menos.

Pan de banana y chocolate

Las bananas maduras son la ayuda que brinda la naturaleza para crear dulzura natural y excelentes cualidades de unión. Manténgalo envuelto y durará una semana,humedeciéndose cada día. Sirva rebanadas con una quenelle de helado vegano, salsa de chocolate y nueces de pecán tostadas si desea ofrecerloa los invitados.

Porciones: *8*
Tiempo de preparación: *10 minutos*
Tiempo de cocción: *1 hora*
Ingredientes
• 3 bananas maduras
•1 cucharada. semillas de lino
• 3 cucharadas. agua
• 1 taza de harina leudante
• 1 cucharadita de polvo de hornear

- 2 cucharadas. polvo de cacao
- Una pizca de sal marina
- 1/3 taza de aceite de coco derretido
- ½ taza de azúcar moreno claro
- 4 onzas/115 gr de chips de chocolate vegano

Instrucciones

Mezclar las semillas de lino con el agua y reservar durante 15 minutos. Mezclar todos los ingredientes, incluida la pasta de semillas de lino.

Colocar en una budinera de 1l/400 grcon papel manteca.

Cocinar en horno precalentado a 180 ° C / 350 ° F / n° 4 durante 55-60 minutos. Cubrir si es necesario, para evitar que se queme antes de que se cocine en el centro. Pinchar para verificar si está cocido.

Enfriar en el molde y retirar. ¡Cortar y disfrutar!

Postres para "antojos de torta"

Bizcochuelo de arándanos y limón

Este postrecomplementará cualquierplato principal. Dependiendo de la temporada, puede cambiar los arándanos por cualquier otro fruto del bosque o la fruta que tenga a mano, incluidas las congeladas. Esto se puede servir solo, con helado de soja congelado, o con la receta de crema de coco, o incluso con la receta de budín de ananá y crema de coco.

Porciones: *8*
Tiempo de preparación: *10 minutos*
Tiempo de cocción: *40 minutos.*
Ingredientes
- ¾ taza de azúcar glas
- 2 tazas de harina leudante
- ½ cucharadita de bicarbonato de sodio
- ½ cucharadita de polvo de hornear
- 1 taza de leche de almendras, leche de soja o leche de arroz
- ½ taza de aceite de oliva o de colza
- 1 cucharadita de esencia de vainilla
- 1 limón, zumo y ralladura.
- 1 taza de arándanos (u otra baya) + algunos extraspara servir

Glaseado
- 1 limón, zumo y ralladura.
- 1 taza de azúcar glas
- 1 cucharada. + leche de almendras, leche

de soja o leche de arroz

Instrucciones

Mezclar juntos todos los ingredientes secos. Haga un hueco en el centro y verter el aceite, la leche, la vainilla, el jugo de limón y la ralladura de limón. Mezclar bien y luego agregar las bayas.

Verter la mezcla en una fuente cuadrada, llevarla a un horno precalentado a 180 ° C/350 ° F/n° 4 durante 30-35 minutos, hasta que leude y se ponga ligeramente dorado. Sacar del horno y dejar enfriar.

Mezcle el limón, el azúcar y la leche suficiente para hacer un glaseado espeso, luego distribuya sobre el pastel frío, dejando que caiga por los lados.

Sirva solo o con bayas adicionales, soja o helado de coco, o algo de crema de coco para una noche más fría.

Scones De Cereza y Crema

Una receta clásica para el té de la tarde que podría agregarse fácilmente como postre de una cena con una presentación elegante. La cremautilizada es la fiel crema batida de coco y con la adición de la esencia de vainilla, tiene un encantador y reconfortante sabor que se presta muy bien para un scon.

Porciones: *8*
Tiempo de preparación: *15 minutos*
Tiempo de cocción: *20 minutos*
Ingredientes
- 3 ¼ tazas de harina leudante
- 1/3 taza de azúcar glas
- ¼ taza de mantequilla vegana
- Pizca de sal
- ½ taza de leche de almendras, cantidad necesaria

Mermelada de grosella negra, de buena calidad
- 1 lata de 8 onzas/236 ml de leche de coco entera, fría
- 2 cucharaditas de azúcar impalpable
- 1 cucharadita de extracto de vainilla
- Azúcar glas

Instrucciones
Coloque la harina y la mantequilla en un tazón y frote la mantequilla en la harina hasta que se parezca a las migas de pan. Agregue el azúcar y la sal.
Vierta leche de almendras hasta hacer una

masa suave. Estire con un palo de amasar rápidamente, tratando de no manipular mucho la masa, hasta un espesor de aproximadamente 1 ½ "/4 cm. Con un cortador de masa, haga 8-10 círculos y colóquelos en una fuente para horno forrada.

Hornee en un horno precalentado a 200 ° C/375 ° F/n.° 5 durante 20-25 minutos hasta que esté dorado y bien leudado. Dejar enfriar brevemente.

Retire la nata de la parte superior de la leche de coco y batir hasta que esté espesa. Agregue el azúcar glas y la vainilla. Cortar los scones por la mitad, agregarla crema y la mermelada, y servir de inmediato. Espolvorear con más azúcar glas. Es son mejor comerlos en el día. Si lo desea, puede recalentarlo en el horno al día siguiente o congelar.

Bizcochuelo con crema de frutilla

¿Un bizcochuelo de vainilla, relleno de fruta, mermelada y crema? ¿Es esto posible para un postre vegano? No sólo para el postre, sino quetambién puede servirse para un maravilloso té de la tarde, y es ideal para servir después de una comida de verano. ¡El contraste de las bayas rojas con el relleno cremoso se vesiempretan atractivoque querráshincarle el diente!

Porciones: *8*
Tiempo de preparación: *20 minutos*
Tiempo de cocción: *30 minutos*
Ingredientes
- 3 ½ tazas de harina leudante
- 1 ½ tazas de azúcar glas
- 2 cucharaditas de polvo de hornear
- 1 2/3 tazas de leche de almendras, arroz o leche de soja
- 2/3 taza de aceite de oliva o de colza
- 2 cucharadas. extracto de vainilla

Relleno
- ½ taza de mermelada de frutilla
- 1 taza de frutillas frescas

Crema De Mantequilla Vegana
- ½ taza de Grasa alimentaria vegetal
- ½ taza de mantequilla vegana
- 6 tazas de azúcar glas
- 2 cucharadas. almendra / arroz o leche de soja

- 1 cucharada. extracto de vainilla
o crema de coco batida
- Nata de coco (tomada de la parte superior de una lata fría de leche de coco)
- 2 cucharaditas de azúcar glas

Instrucciones

Para hacer el bizcochuelo, mezcle el aceite, el azúcar, la harina, el polvo de hornear, la leche y el extracto de vainilla y batir hasta que quede suave.

Engrase dos fuentes para horno de 8" /20 cm. Divida la mezcla entre las dos y hornee en un horno precalentado a 180 ° C / 350 ° F / n° 4 durante aproximadamente 18-20 minutos. Cuando incremente su tamaño y esté ligeramente dorado, retire del horno y deje enfriar un poco antes de sacarlo de la fuente. Dejar enfriar completamente sobre una rejilla.

Si usa la crema de mantequilla, mezcle la grasa alimentaria y la manteca con el azúcar glas y el extracto de vainilla, y agregue suficiente leche como para hacer un glaseado suave y cremoso.

Si usa la leche de coco, retire la nata y bata con el azúcar glas hasta que espese.

Para ensamblar, tome un bizcochuelo e inviértalo en un plato. Extienda la mermelada sobre la base. Retire las hojas de las frutillas, rebánelas y cubra la mermelada. Extienda la crema elegida sobre las frutillas y cúbrala con el otro bizcochuelo. Espolvoréelo con azúcar impalpable extra y unas cuantas frutillas frescas si lo desea.

Guardar en la heladera.

Torta de limón y almendras

El limón tiene un sabor muy refrescante y estimulante para agregar al final de una comida y puede ser una opción encantadora para aquellos que noestán tan locos por el chocolate. La crema de limón hecha aquí se puede usar para una variedad de otros postres / pasteles también. ¿Qué le parece hacer un poco de pastel de almendras y usar crema de limón como relleno para crear algunas tartas de crema de limón? Extiéndalo sobre galletas dulces o saladas, o agréguelo a un helado simple o un yogur helado.

Porciones: *8*

Tiempo de preparación: *30 minutos + más tiempo de enfriamiento*
Tiempo de cocción: *30 minutos*
Ingredientes
- 1 ½ tazas de azúcar glas
- 2 cucharaditas de polvo de hornear
- 1 1/2 tazas de leche de almendras, arroz o leche de soja
- 2/3 taza de aceite de oliva o de colza
- 2 limones

Lemon Curdo crema inglesa de limón
- 2 limones
- ½ taza de agua
- 1 ½ tazas de azúcar impalpable
- ¾ taza de almidón de maíz
- ½ cucharadita de sal marina
- ¼ taza de soja o crema de coco
- 2 cucharadas mantequilla vegana blanda
- 1 taza de almendras fileteadas tostadas
- 2 cucharadas Crema de coco tomada de la parte superior de una lata fría de leche de coco.
- 2 cucharaditas de azúcar impalpable
- Azúcar glas extra para servir

Instrucciones
Para hacer la crema inglesa de limón,

exprimir y rallar los limones. Agregue el jugo, el agua y el azúcar a un bol y batir bien. Agregue la maicena poco a poco, para evitar que se formen grumos. Verter en una cacerola pequeña, calentar y remover bien. Agregue la ralladura de limón y siga cocinando a fuego lento durante 5 a 6 minutos hasta que la mezcla adquiera un amarillo más intenso y se vea más brillante. Agregue la mantequilla vegana y la crema de coco o soja. Dejar enfriar, revolviendo cada tanto.

Para hacer la torta, exprimir y rallar ambos limones. Mezclar todos los ingredientes, pero reservar la mitad del jugo de limón.

Divida entre 2 fuentes de horno engrasadas o forradas de 8 pulgadas/20 centímetros. Hornee en un horno precalentado a 180 ° C / 350 ° F / n° 4 durante unos 20 minutos. Cuando leude y esté ligeramente dorado, retírelo del horno y deje enfriar un poco en los recipientes. Luego, desmoldar y llevar a una rejilla de alambre para enfriar por completo.

Batir la crema de coco y el azúcar juntos.

Agregar el jugo de limón sobrante con una cucharada de azúcar glas para formar una pasta.

Extienda la crema inglesa de limón fría y espesa en la base de uno de los bizcochuelos. Agregueencima la crema de coco. Esparcir la mitad de las almendras tostadas. Cubrir con la otra capa de bizcochuelo y rociarencima el glaseado de limón. Espolvoree el resto de las almendras tostadas y llevara la heladera hasta que estén listas para servir.

Barras de manzana acaramelada

El caramelo, la canela, las manzanas y la avena son muy reconfortantes en una noche fría. El caramelo de esta receta es igualmente buenosolo, con un helado o con yogur de soja y una crujiente granola casera.

Porciones: *12 piezas grandes*.
Tiempo de preparación: *20 minutos*
Tiempo de cocción: *45 minutos*.
Ingredientes
Caramelo
- 1 ½ tazas de azúcar moreno

- ½ taza de azúcar impalpable
- 3 cucharadas de jarabe de arroz integral (o cualquier otro jarabe que tenga)
- 4 cucharadas. mantequilla vegana
- 2 cucharadas. crema de soja
- 1 cucharada. extracto de vainilla
- 3 cucharadas. harina común

Para las barras
- 2 tazas de harina
- 1 ½ tazas de azúcar moreno
- 1 ¾ tazas de avena instantánea
- 3 cucharadas de avena común
- 1 cucharada. aceite de oliva o de colza
- 1 cucharadita de canela molida
- 1 cucharadita de bicarbonato de sodio
- 1 1/3 taza de mantequilla vegana
- 3 manzanas
- 3 cucharadas nueces de pecán
- 3 cucharadas almendras fileteadas

Instrucciones

Prepare el caramelo calentando los azúcares y el jarabe juntos en una cacerola. Revuelva constantemente a fuego muy bajo, teniendo cuidado de no quemarlo. Cuando el azúcar se haya disuelto y tengas un jarabe espeso y suave, agrega la mantequilla, la crema y el extracto de vainilla. Dejar enfriar.

Para hacer las barras, mezcle la harina, el azúcar, la avena instantánea, la canela y el bicarbonato de sodio. Añadir la mantequilla y mezclar bien. Tome 2/3 de la mezcla y presione en el fondo de una fuente pequeña para horno (aproximadamente 13 "x 9"/33 cm x 20 cm). Coloque en un horno precalentado a 180 ° en C / 350 ° F / n° 4 y hornee por 10-12 minutos.

Mientras se cocina la base, pelar y descarozar las manzanas. Cortar rebanadas finas. Extiéndalas uniformemente sobre la base cuando esté lista.

Añadir tres cucharadas de harina a la salsa de caramelo y revolver hasta que se mezcle bien. Cubrircon el caramelo las manzanas y la base de manera uniforme.

Con la mezcla de la base restante, agregue la avena común, las nueces picadas, las almendras y el aceite. Mezclar y estrujar para hacer una textura maciza y espolvorear sobre la base, el caramelo y las manzanas.

Regrese al horno por otros 25-30 minutos hasta que estén crujientes, humeantes y caramelizados. ¡Sirva con un helado o crema vegana si le apetece aún más indulgencia!

Brownies de garbanzos y almendras

¿Has visto alguna vez brownies hechos de frijoles negros? Bueno, ahora es el turno del garbanzo, y esta receta de brownies será un postre encantador. Sirva con un helado vegano y una salsa de caramelo o chocolate, ¡y esto es ridículamente indulgente!¡Prepárese para comerlo caliente directamente del horno, ya que es realmente delicioso!

Porciones: *9 rebanadas.*
Tiempo de preparación: *5 minutos*
Tiempo de cocción: *20 minutos*
Ingredientes
• 8 oz /225 gr de garbanzos de lata (¡guarde el agua para otras recetas!)
• ½ taza de jarabe de arce
• ½ taza de mantequilla de almendras
• 2 cucharaditas de esencia de vainilla
•1 cucharada de almendras molidas

- ½ cucharadita de polvo de hornear
- ½ cucharadita de bicarbonato de sodio
- 1 cucharada. de leche de almendras sin azúcar
- 2 cucharadas. trozos de chocolate oscuro
- 2 cucharadasalmendras fileteadas

Instrucciones

Coloque en un procesador de alimentos todos los ingredientes, menos los trozos de chocolate y las almendras y mezcle hasta que los garbanzos se hayan procesado bien y hayan formado una pasta. Agregue los trozos de chocolate y luego presione en una bandeja para horno pequeña (8x8 "/20x20 cm). Espolvoree las almendras y hornee en un horno precalentado a 200 ° C / 375 ° F / n° 6 durante 18-20 minutos hasta que leude y se ponga dorado.

Dejar enfriar en el recipiente y luego cortar en 9 rebanadas.

Postres fríos y helados

Copa de helado con frutas

Hacer helado es un proceso bastante largo cuando se trata de versiones lácteas. Sin embargo, los veganos tienen una ventaja en esto, ya que pueden hacerlo en minutos y con una gran variedad de sabores. Sin dudas este debe ser uno de los postres indulgentes más rápidos, sabrosos y cremosos posibles. Incluso puede usar su imaginación para realizar cambios que lo mejoren aún más, utilizando diferentes nueces, mantequillas, salsas, mermeladas y dulces.

Porciones: 6

Tiempo de preparación: *15 (más tiempo adicional de congelación si es necesario)*

Ingredientes

Para el helado de banana

- 4 bananas - congeladas
- 1 cucharada. leche de almendras
- 1 cucharada. jarabe de agave o jarabe de arce

Para el helado de chocolate

- 3 bananas - congeladas
- 1 cucharada de leche de almendras
- 1 cucharada de cacao en polvo
- 1 cucharada de jarabe de agave o jarabe de arce

Salsa de chocolate

- 4 onzas/115 gramos de chocolate negro

- 2 cucharadas de crema de soja o coco
- 4 obleas de helado
- 2 cucharadas de trozos de chocolate blanco vegano
- 2 cucharadas. galletas digestivas trituradas
- 6 cerezas

Instrucciones

En un procesador de alimentos, mezcle las 4 bananas congelados, la leche y el jarabe. Cuando esté cremoso, retire del recipiente y coloque en el congelador.

A continuación, agregue las siguientes 4 bananas, jarabe, leche y cacao en polvo, y procese hasta que esté realmente suave y cremoso. Poner en el congelador.

Derrita el chocolate oscuro y agregue la crema de soja o de coco. Dejar en un lugar cálido.

Cuando los helados tengan la consistencia deseada, divida los dos sabores en 6 copas de helado. Vierta la salsa de chocolate, espolvoree con los trozos de chocolate y las galletas trituradas. Coloque una cereza en cada copa.

Arroz con leche de coco y chocolate

Este postre de arroz ha sido elaborado con un poco más de sofisticación. Necesitará algunas copas de vino para que luzca más especial y también deberá hacerlo por adelantado para asegurarse de que esté bien frío antes de comerlo.

Porciones: 6
Tiempo de preparación: *15 minutos*
Tiempo de cocción: *50-60 minutos (más enfriamiento)*

Ingredientes
- 4 ½ tazas de leche de coco
- 1 taza de arroz para postre, arroz Arborio u otro arroz blanco de grano corto
- ½ taza de azúcar de coco
- 1 cucharadita de jarabe de agave o jarabe de arce
- 1 cucharada de cacao crudo en polvo
- 1 lata de crema de coco, refrigerada
- 1 cucharadita de azúcar glas
- 4 oz/115 gr de chocolate negro vegano
- 1 cucharadita de aceite de coco

Instrucciones

Vierta la leche de coco y el arroz en una cacerola y deje hervir. Cocine a fuego lento durante 40-50 minutos, revolviendo ocasionalmente para evitar que se pegue.

Cuando el arroz esté casi cocido, agregue el azúcar, el almíbar y el cacao en polvo. Revuelva hasta que estén bien mezclados. Continúe con la cocción. Mientras tanto, abra la lata de leche de coco con cuidado, viértalaen el arroz, luego separe en otro recipiente la crema de coco espesa y llévela a la heladera.

Cuando el arroz con leche esté cocido, enfríe rápidamente y guárdelo en el refrigerador hasta que esté bien frío (al menos 3-4 horas)

Cuando esté listo para servir, bata la leche de coco con el azúcar glas hasta que esté espesa y deliciosa. Derretir la mitad del chocolate en un microondas o en una cacerola a baño maría, agregue el aceite de coco * y corte la otra mitad del chocolate en trozos pequeños.

Divida el postre en 6 copas de vino u otras copas elegantes. Decore con la mezcla de chocolate derretido y aceite de coco. Coloque una linda cucharada de crema de coco encima y espolvoree con los trozos de chocolate.

¡Chocolate de lujo en un vaso!

* cuando derrita el chocolate en el microondas, hágalo en periodos cortos y mezcle bien entre cada uno. Esto evitará que el chocolate se hierva y se cuaje. Si derrite a baño maría, siempre asegúrese de no salpicar agua sobre el chocolate, ya que hará que se cuaje y se granule.

Helado tropical

Una vez más, labanana congelada trae muchos beneficios a este helado vegano. Tiene una base cremosa baja en grasas, libre de azúcar refinada, y puede hacerse en minutos. Esta podría ser una opción bastante saludable para un postre a mitad de semana, y sería completamentebienvenido en los meses de verano.

Porciones: 4

Tiempo de preparación: *15' (más tiempo adicional de congelación si es necesario)*

Ingredientes
- 4 bananas congeladas
- 1 taza de trozos de ananá congelado

- 1 cucharada leche de almendras
- 1 cucharadamiel de maple
- 2 cucharadas chips de banana azucarados
- 3 cucharadas hojuelas de coco

Instrucciones

En un procesador de alimentos, agregue las bananas, el ananá, la leche y el jarabe, y mezclar hasta que estén suaves y cremosas. Servir inmediatamente o congelar durante 20-30 minutos más para lograr una consistencia más firme.

Tostar los copos de coco y triturar los chips de banana.

Divida el helado en 4 compoterasestilo tropical (o en un ramekin). Cubrir con las hojuelas de coco y los chips de banana. ¡Si tienes un paraguas de cóctel, se verá súper tropical con un trozo extra de ananá!

Sándwich de galleta y helado

Hay algo bastante especial en 2 galletas unidas con una gran gota de helado. Esta versión utiliza una receta de galletas con chips de chocolate, que puedes cocinar y comer como recompensa. ¡La receta rinde más de lo que necesita para servir, así que

manténgalos en un recipiente secreto para comerlas cuando nadie esté mirando!
Para 4 personas
Tiempo de preparación: *20 minutos (+ tiempo adicional de congelación si es necesario)*
Tiempo de cocción: *15 minutos*
Ingredientes
- 3 ½ tazas de harina común
- 2 cucharaditas de polvo de hornear
- 1 cucharadita de bicarbonato de sodio
- 1 taza de chips de chocolate negro
- 5 cucharadas. Grasa alimentaria vegetal
- 8 cucharadas. mantequilla vegana
- ¾ taza de azúcar moreno claro
- 1 taza de azúcar impalpable
- 1 cucharada. extracto de vainilla
- 3 cucharaditas de semillas de lino
- 3 cucharadas. agua tibia

Para el helado
- 2 bananas grandes congeladas
- 1 cucharada. mantequilla de maní, blanda

Relleno
- 1 cucharada. Mantequilla de maní, suave o crujiente
- 1 cucharada. azúcar glas

Instrucciones

En primer lugar, mezclar las semillas de lino con el agua y reservar. Mezcle la grasa alimentaria, la mantequilla vegana y los azúcares hasta que quede suave y cremosa. Batir con el extracto de vainilla y la mezcla de semillas de lino.

Agregue la harina, el polvo de hornear, el bicarbonato de sodio y las chispas de chocolate y mezcle hasta que estén bien combinados.

Haga 10 galletas de tamaño uniforme en una bandeja para horno y colóquelas en un horno precalentado a 180 ° C / 350 ° F / n° 4 durante 12-13 minutos hasta que estén ligeramente doradas y cocida. Deje enfriar en una rejilla.

Cuando esté listo para servir, mezcle las bananas, la leche y la mantequilla de maní en un procesador de alimentos hasta que quede suave. Utilice 2 cucharas para hacer 4 bochas. Coloque en el congelador para reafirmar si es necesario.

Derrita un poco la mantequilla de maní de relleno para aflojarla y agregue el azúcar glas.

Para servir, colocar una galleta boca abajo en cada plato. Extienda la mezcla del relleno en cada una y luego coloque labocha de helado arriba. Aplaste con otra galleta y sirva de inmediato.

Helado de leche de coco

Sería más fácilutilizar un mezclador de helado para esta receta, pero puedes obtener un buen resultado sin uno. Cuando los cristales de hielo se rompen correctamente, obtienes un fantástico helado refrescante, cremoso y ligero.

Puede servir esto de muchas maneras para que sea adecuado para la cena de una fiesta. Será fácil usarlo como acompañamiento de una tartay si se congela en bochas de antemano, puede agregarlo a un plato a último momento.

Sugerencia: si agrega una bocha de helado a un plato, ponga una cucharadita de migas de galleta, o nueces finamente picadas debajo, para evitar que se deslice alrededor del plato cuando lo lleve a la mesa, además de que también se ve bastante profesional.

Para 4 personas

Tiempo de preparación: *5 minutos + 20 minutos de mezcla de helado o 2-3 horas de congelación)*

Ingredientes
- 2 latas de leche entera de coco
- 1 ½ tazas de azúcar glas
- 1 cucharadita de extracto de vainilla

Instrucciones

Batir la leche de coco, el azúcar y la vainilla hasta que estén bien combinados, espesos y suaves.

Verter en una máquina para hacer helados y mezclar durante 20-25 minutos hasta que se congele. Si no tiene una máquina, simplemente vierta en un recipiente de plástico y congele durante 2 o 3 horas. Cada 30 minutos romper y llevar a la heladera nuevamente.

Congele hasta obtener la consistencia deseada. Si guarda esto en el congelador, retírelo de 15 a 20 minutos antes de servir.

Helado de ron y pasas de uva

Este es un postre bastante adulto, con pasas remojadas en ron entre el helado cremoso. Tiene una base de leche de coco, cuyo sabor realmente realza el ron y sería un excelente postre para después de la cena, servido con un expreso derramado por encima.

Porciones: *4*

Tiempo de preparación: *15 minutos + 20-25 minutos tiempo para hacer helados o 2-3 horas de congelación + 2 horas de remojo*

Ingredientes
- 1 taza de pasas
- 2 cucharadas. Ron oscuro
- 1 cucharada. jarabe de arce o jarabe de dátiles
- 2 latas de leche entera de coco
- 1 taza de azúcar de coco
- Pizca de sal marina.

Instrucciones

Vierta el ron y el jarabe sobre las pasas y deje reposar durante al menos 2 horas, revolviendo de vez en cuando.

Batir la leche de coco, el azúcar de coco y la sal marina hasta que espese y quede suave. Coloque en el congelador en un recipiente adecuado durante 2-3 horas, revolviendo cada 30 minutos, o vierta en una máquina para hacer helados y mezcle durante 20-25 minutos.

Cuando el helado esté casi congelado, retire la mitad de las pasas del líquido y espolvoréelo sobre el helado. Usando una batidora de mano, mezcle las pasas restantes y el líquido hasta que quede suave. Revuelva las pasas y la salsa de ron suave a través del helado, revolviendo suavemente para producir un efecto marmolado.

Congele hasta que esté firme o sirva inmediatamente como un helado blando.

Bizcochos con helado de almendras y Amaretto

¡Este es otro postre para adultos que será muy popular y nunca se lo considerará un postre vegano! El uso de galletas de almendra caseras en capas en esta rebanada, le da una textura maravillosa a un helado de almendra y se funde maravillosamente para crear tanta elegancia en un plato.

Porciones: *6*

Tiempo de preparación: *20 minutos + 2-3 horas de congelación*
Tiempo de cocción: *20-25 minutos*
Ingredientes
- Galletas De Almendras
- 1 cucharada. semillas de lino
- 3 cucharaditas de agua tibia
- ½ cucharadita de extracto de almendra
- 1 ½ tazas de almendras molidas
- ½ taza de azúcar glas

Helado de Amaretto
- 2 tazas de leche de almendras
- ½ taza de jarabe de arce
- 1 cucharada. Amaretto (licor de almendras)
- 2 cucharadas. mantequilla de almendras suave
- 2 cucharadas. Almendras en escamas, más extra por servir

Instrucciones
Para hacer las galletas, mezclar las semillas de lino con el agua y reservar. Mezclar las almendras molidas y el azúcar juntos. Agregue el agua de linaza y el extracto de almendra y forme una masa (agregue un poco más de agua si es necesario).

Estirar a grosor de ¼ de pulgada y cortar en rectángulos. Coloque en una bandeja para hornear y coloque en un horno precalentado a 180 ° C / 350 ° F / gas 4 durante 20-25 minutos, hasta que esté crujiente. Retire del horno y enfríe.

Para hacer el helado, mezcle la leche, la mantequilla, el almíbar, las almendras molidas y el amaretto. Coloque en un recipiente y congelador adecuados durante 2 a 3 horas, revolviendo bien cada 30 minutos. O, vierta en una máquina para hacer helados y agite hasta que esté espeso y congelado.

En una lata de pan, use una película adhesiva para cubrir la parte inferior, dejando un montón de saliente para envolver sobre la parte superior, cuando se llena la lata.

En la parte inferior de la lata, vierta o aplique una capa del helado. Cubrir con una capa de galletas de almendras y una pizca de almendras. Coloque otra capa de helado sobre las galletas y otra capa de almendras en escamas. Repita las capas hasta que haya llenado la lata de pan.

Cubra con la película adhesiva que sobresale y colóquela en el congelador durante 2 a 3 horas, o toda la noche. Esto se puede hacer 2-3 semanas por adelantado.

Cuando quiera servir, colóquelo en el refrigerador por lo menos 30 minutos antes.

Cortar en rodajas y servir con almendras tostadas en copos espolvoreadas, y un vaso pequeño de amaretto extra.

Panacota de jengibre y lima

Este es un postre elegante, bonito y ligero, yextremadamente memorable para una comida pesada. La leche de coco está impregnada de estos sabores delicados, y algunos "extras" cuando se sirve elevan esta panacota vegana a un postre realmente elegante.

Porciones: 4

Tiempo de preparación: *15 minutos + 3 horas de enfriamiento.*

Ingredientes
- 2/3 taza de leche de coco
- 1/3 taza de leche de arroz

- 1 cucharada de jarabe de jengibre (de la lata de tallo de jengibre en almíbar)
- 1 trozo de tallo de jengibre (del mismo tarro)
- cáscara de una lima
- 1 cucharada. jarabe de agave
- 2 cucharaditas de agar agar

Decoración
- Galletas de jengibre; opcional (variedad vegana)
- 1 lima
- 1 taza de azúcar blanco
- 1 cucharada. azúcar glas

Instrucciones

Para hacer la panacota, caliente las leches en una cacerola y deje hervir a fuego lento. Agregue los jarabes de agave y jengibre, y la ralladura de lima. Cortar el trozo de jengibre en 4 pedazos y también agregar a la leche. Dejar cocer a fuego lento durante 5-10 minutos hasta que se libere el sabor a lima y jengibre.

Retirar del fuego. Sacar los trozos de jengibre y reservar. Añadir el agar agar y batir bien. Filtre la mezcla a través de un tamiz para crear una textura suave y luego divídala en 4 vasos o moldes. Llevara la heladera durante 3 horas.

Mientras tanto, haga los extras para servir con la panacota. Esto se puede hacer con 3 días de antelación. Preparar un tazón pequeño de agua helada. Con un rallador de cítricos, retire tiras largas de la cáscara de la lima. Colocarlas en una cacerola pequeña con agua hirviendo durante 1 minuto. Poner estas tiras directamente en el agua helada ya que esto ayudará a que la cáscara no pierda su color verde vibrante.

Caliente una taza de agua con la taza de azúcar en una cacerola hasta que el azúcar se disuelva. Tome el trozo de jengibre que había sacado del fuego y córtelo en bastones bien finos. Agregue la ralladura de limón y el jengibre al agua hirviendo con azúcar y cocine, revolviendo cada tanto durante 5 minutos. Retire el jengibre y la lima y colóquelos en una rejilla para enfriar. Cuando estén fríos, rebozarlos en el azúcar glas. Almacene en un recipiente hermético hasta que sea necesario.

Cuando esté listo para servir, coloque los

moldes, o vasos de panacota en los platos. Decorar con el jengibre y la ralladura de limón. Servir con una galleta de jengibre al costado si lo desea.

Crema batida tropical

Los siguientes dos postres tienen un estilo similar. Batido con aquafaba para hacerlo un poco más saludable, en este postre puedes utilizar cualquier fruta tropical. En una bandeja para hornear y dejando espacios entre medio, congele cualquier fruta que tenga: mango, ananá, lichis, kiwi, melón. También puedes poner un par de cucharadas de maracuyá en la mezcla para agregar un toque dulce y encantador. ¡Puedes darle rienda suelta a tu imaginación y servir este postre como más te guste! ¿Cáscaras de coco a la mitad? ¿Vajilla de hoja de banana? Cáscaras de pomelo, copas de cóctel congeladas, ¡incluso una escultura de hielo si te sientes realmente extravagante!

Porciones: *6*
Tiempo de preparación: *10 minutos*
Ingredientes

- 2 ½ tazas de mezcla de frutas tropicales congeladas, mango, ananá, kiwi, maracuyá, etc.
- ¼ taza de leche de almendras
- 3 cucharadas. jarabe de arce o jarabe de agave
- 3 cucharadas. aquafaba (el agua de una lata de garbanzos)

Instrucciones

En un procesador o licuadora de alta velocidad, coloque todos los ingredientes y mezcle. Es posible que deba detenerse y raspar el costado varias veces. Sigue mezclando hasta que la textura se vuelva ligera y esponjosa. Sirva inmediatamente con algunas galletas crujientes veganas u obleas si lo desea.

Crema batida de frutos del bosque

Este postre es un encantador plato de finales del verano. Use sus propias bayas congeladas, como frambuesas, cerezas, grosellas negras, frutillas y moras. Al igual que la receta anterior, el aquafaba hace que sea súper ligera, con una textura liviana como la de una pluma. Servir inmediatamente, si es posible, ya que una vez que está congelado, se pierde un poco la textura "batida".

Sirva con cualquier galleta vegana que pueda tener para un toquecrujiente.

Porciones: *6*
Tiempo de preparación: *10minutos*
Ingredientes
- 2 ½ tazas de frutas congeladas
- ¼ taza de leche de almendras
- 3 cucharadas. jarabe de arce o jarabe de agave
- 3 cucharadas. aquafaba (el agua de una lata de garbanzos)

Instrucciones

En un procesador o licuadora de alta velocidad, coloque todos los ingredientes y mezcle. Es posible que deba parar y raspar el costado varias veces. Siga mezclando hasta que la textura se vuelva ligera y esponjosa.

Eton Mess

Este es un postre tradicional que utiliza merengues y un montón de fresas y crema. Es fácil de introducir en el mundo vegano, y con la adición del sabor a coco de la crema, agrega su propio toque. Este fue hecho con puré de arándanos en lugar de las frutillas, pero puede agregar lo que desee.

Porciones: 4

Tiempo de preparación: *15 minutos, más enfriamiento*

Tiempo de cocción: *2 horas*

Ingredientes

- 8oz/230 ml. de agua de lata de garbanzos (reserve los garbanzos para otra receta)
- ½ taza de azúcar glas
- 2 tazas de arándanos
- 1 cucharada. azúcar blanca
- 1 lata de leche de coco fría
- 1 cucharada. azúcar glas

Instrucciones

En un bol limpio, bata el agua del garbanzo hasta que esté blanco y no se caiga al levantarla con la batidora. Agreguede a pocola ½ taza de azúcar impalpable. Coloque una porción de esto en una bandeja para hornear forrada y hornee en horno suave a 120 ° C / 250 ° F / n° 1 durante 2 horas. NO abra el horno durante este tiempo. Apague el horno y déjelo allí hasta que enfríe. Puedes hacer esta etapa con 3-4 días de antelación.

Saque la crema espesa de coco de la lata y batir con la azúcar glas hasta que espese y esté cremosa(use la leche de coco aguada para un batido u otra receta). Reservar. En un bol, aplaste los arándanos con el azúcar blanco para liberar algo de jugo.

Cuando esté listo para servir, rompa los merengues en pedazos y colóquelosen un bol grande. Revolver suavemente y agregue la crema y los arándanos, creando un efecto ondulado.

Dividir entre 4 vasos y servir.

Conclusión

Desde que la dieta vegana comenzó a tomar al mundo por asalto, ha existido la actitud de que sus postres sólo deben ser saludables, funcionales y pueden tener la reputación de ser un poco "aburridos" o "extraños". ¡Este libro realmente espera haberlo convencido de que este ciertamente no es el caso!

Si optas por seguir una dieta basada en plantas, no significa que hayas eliminado el deseo de disfrutar de un antojo o un sabroso postre fresco. Sin embargo, a pesar de que estos postres contienen mucha menos azúcar refinada que cualquier réplica comprada, como con cualquier otra cosa, se debe comer con moderación. La mejor manera es tomar buenas decisiones sobre qué comer regularmente y mantener la indulgencia a un nivel razonable. ¡Tal vez estos postres se elevarán a un nivel aún más alto de delicias cuando se conserven para ocasiones especiales!

Vale la pena señalar que este libro concluye que, vegano o no, un postre puede ser gloriosamente sabroso, elegante y memorable sin estar cargado de aditivos, cantidades ridículas de grasas, grasas trans y azúcares refinados. Usa un poco de imaginación, un poco de moderación y un momento para disfrutar realmente las veces que eres un poco ... indulgente.

www.ingramcontent.com/pod-product-compliance
Lightning Source LLC
LaVergne TN
LVHW011952070526
838202LV00054B/4907